AF189829

Das große Trainingsbuch

für den

BaPsy-DGPs Studieneignungstest

Zulassung zum Bachelorstudium Psychologie an deutschen Hochschulen

© 2023, Ruben Kaesler / Clemens Kaesler
Herstellung und Verlag: BoD – Books on Demand, Norderstedt
ISBN: 9783748199953

Verlag Powerlerner.de

Coverbild: Linus Kaesler

Inhaltsverzeichnis

Inhaltsverzeichnis 2

Vorwort.. 4

1. Allgemeine Informationen... 5

   1.1 Wie melde ich mich an? 5

   1.2 Was muss ich im Test können und wissen? 5

   1.3 Wie umfangreich ist der Test?... 7

   1.4 Wie erhöht der Test die Chancen auf einen Studienplatz?.... 7

2. Numerisches schlussfolgerndes Denken 8

   2.1   Lernhinweise und Tipps für diesen Bereich....................... 8

   2.2   Aufgaben zum Testtraining.. 9

3. Psychologieverständnis deutsch 16

   3.1 Lernhinweise und Tipps für diesen Bereich 16

   3.2 Aufgaben zum Test-Training... 18

      3.2.1 Test-Text: Umgang mit Widerständen 18

      3.2.2 Test-Text: Entwicklungspsychologie und Adoleszenz ... 21

      3.2.3 Test-Text: Lernende Organisation und Wissensmanagement ... 25

      3.2.4 Test-Text: Sozialphobie... 28

      3.2.5 Test-Text: Personenzentrierte Gesprächstherapie 31

4. Schlussfolgerndes Denken verbal... 35

   4.1 Lernhinweise und Tipps für diesen Bereich 35

   4.2 Aufgaben zum Test-Training... 37

5. Psychologieverständnis in Englisch 44

   5.1 Lernhinweise und Tipps für diesen Bereich 44

   5.2 Aufgaben zum Test-Training... 45

      5.2.1 Test-Text: Principles of Psychology 45

      5.2.2 Test-Text: Learning theories....................................... 47

      5.2.3 Test-Text: Empirical psychology 50

6. Mathematikkenntnisse... 52

   6.1 Lernhinweise und Tipps für diesen Bereich 52

   6.2 Aufgaben zum Test-Training... 53

7. Schlussfolgerndes Denken figural.. 62

7.1 Lernhinweise und Tipps für diesen Bereich 62

7.2 Aufgaben zum Testtraining 65

Lösungen zu den Testaufgaben 73

Lösungen zu Kapitel 2: Numerisch schlussfolgerndes Denken 73

Lösungen zu Kapitel 3: Psychologieverständnis deutsch 75

Lösungen zu Kapitel 4: Schlussfolgerndes Denken verbal...................... 76

Lösungen zu Kapitel 5: Psychologieverständnis in Englisch 78

Lösungen zu Kapitel 6: Mathematik 79

Lösungen zu Kapitel 7: Figurale Logik... 82

Vorwort

Du möchtest Psychologie studieren? Mit dem Kauf dieses Buches kommst du deinem Wunschziel nach einem Studienplatz einen Schritt näher. Das Buch vermittelt dir die Strukturen und Anforderungen des BaPsy-DGPs Studieneignungstests und dient dir sowohl als Referenz- wie auch als Übungswerk. Der BaPsy-DGPs Studieneignungstest wurde eigens konzipiert, um Abiturienten, die bislang nicht in Reichweite des extrem anspruchsvollen Numerus Clausus (teilweise Note 1,2 oder höher) des Psychologiestudiums sind, einen Zugang zum Studium zu ermöglichen. Daher prüft der Test bestimmte Kompetenzen, wie z. B. numerisches Schlussfolgern, Textverständnis, mathematische Fähigkeiten oder logisches Denken, die für ein erfolgreiches Studium erforderlich sind.

Doch diese Kompetenzen müssen nicht angeboren sein, sondern können gezielt trainiert werden. Hier möchte dir das Powerlerner-Team helfen! Dieses Trainingsbuch bietet dir mehr als 100 Übungsaufgaben, die sich in etwa auf dem Niveau des Eignungstestes bewegen und dir klar zeigen, was du alles können musst. Als weitere gute Übung empfehlen wir dir nach dem kompletten Durcharbeiten des Trainingsbuches, selbst einmal Übungen zu entwerfen.

Auf www.powerlerner.de findest du zudem weitere Lernhilfen, Anregungen der Community, Lernvideos und aktuelle Hinweise zum Test. Gerne kannst du uns auch kontaktieren!

Bedenke dabei, Erfolg ist 95 % Fleiß, der Rest ist Glück! In diesem Sinne wünschen wir Dir viel Kraft und Ausdauer (**...und Glück!**).

Dein Powerlerner-Team

Ruben Kaesler   Clemens Kaesler

Disclaimer:
Die Informationen und Trainingsaufgaben wurden mit der größten Sorgfalt zusammengestellt und erarbeitet. Trotzdem können wir für Fehler oder fehlerhafte Informationen (z.B. aufgrund von Neuerungen) keine Haftung übernehmen.

1. Allgemeine Informationen

Bevor wir mit dir auf den Studieneignungstest trainieren, hier erst einmal ein paar Grundlagen und allgemeine Informationen zum Test selbst. Wenn du dich hierzu bereits gut informiert hast und es dir nur um ein Testtraining geht, kannst du auch direkt mit Kapitel 2 weitermachen.

1.1 Wie melde ich mich an?

Der Studieneignungstest BaPsy (Bachelor Psychologie) der Deutschen Gesellschaft für Psychologie (DGP) ist eine gute Möglichkeit sich die Chancen auf einen Studienplatz in dem sehr beliebten Studiengang Psychologie an einer deutschen Hochschule zu verbessern. Der BaPsy-Studieneignungstest richtet sich an alle Menschen, die sich für ein Bachelorstudium der Psychologie interessieren und bereits die Hochschulzugangsberechtigung (Abitur, Fachabitur, etc.) erworben haben oder gerade dabei sind, sie zu erwerben (also z.B. im laufenden Schuljahr Abitur machen).

Viele der renommierten Hochschulen und Universitäten in Deutschland haben in ihren Hochschulzulassungsverordnungen den Studieneignungstest als zusätzliches Kriterium für eine Zulassung zum Studium eingeführt. Der Studieneignungstest ging aus dem früheren Stav-Psych-Test hervor, der nur zu einem Psychologiestudium in Baden-Württemberg eine Zulassung ermöglichte. Der BaPsy-Test ist der Nachfolger und gilt nun deutschlandweit. Der Test findet einmal im Jahr statt, in der Regel im Mai. Die Testorte werden von der der Deutschen Gesellschaft für Psychologie festgelegt. Die Testung findet immer in Präsenz statt, es gibt keine Online-Testungen.

Powerlerner-Tipp:

Auf der Internetseite www.studieneignungstest-psychologie.de kannst du dich über die Modalitäten der Anmeldung informieren und auch erfahren, wo für dich das nächste Testzentrum liegt.

1.2 Was muss ich im Test können und wissen?

Der BaPsy-Test besteht aus Multiple-Choice-Aufgaben. Die folgenden Kapitel im Buch zeigen dir, wie solche Testaufgaben aufgebaut sind und machen dich mit der Struktur und dem ungefähren Niveau vertraut.

Es werden in dem Studieneignungstest Kompetenzen geprüft, die für ein späteres Psychologiestudium von großem Nutzen sein werden. Der Test prüft damit, ob du gut für ein Psychologiestudium geeignet bist und hat den Vorteil, dass nicht allein nur die

Abiturnote oder die Anzahl der Wartesemester darüber entscheiden, ob du Psychologie studieren darfst.

Der Test prüft die Bereiche:

→ **Schlussfolgerndes Denken:**
- Numerisches Schlussfolgern
- Verbales Schlussfolgern
- Figurales Schlussfolgern

→ **Psychologieverständnis Deutsch:**
Fachsprachliche Texte aus dem psychologischen Bereich auf wissenschaftlichem Niveau verstehen

→ **Psychologieverständnis Englisch:**
Fachsprachliche, englische Texte aus dem psychologischen Bereich

→ **Mathematische Kompetenzen:**
Multiple-Choice-Aufgaben auf Abiturniveau aus dem Bereich der „Schulmathematik" (mehr Beispiele und Hinweise in Kapitel 6)

Der Studieneignungstest hat also die Aufgabe, genau die Kompetenzen zu prüfen, die für ein Psychologiestudium als besonders relevant angesehen werden. Eine Abiturnote enthält viele Fächer, die für ein Psychologiestudium nicht wesentlich sind. Durch den Test erhoffen sich die Hochschulen und Universitäten, dass sie genau die Studierenden bekommen, denen das Fach Psychologie besonders liegt und damit die Abbruchquote sinkt.

Powerlerner-Tipp:
Keine Angst! Die genannten Kompetenzen kann man trainieren! Dieses Buch gibt dir viele Lerntipps und zeigt dir, wie die Aufgaben aufgebaut sind und wie du sie lösen kannst.

1.3 Wie umfangreich ist der Test?

Stand Frühjahr 2023 umfassen die Bereiche folgende Anzahl an Aufgaben und die folgende Bearbeitungszeiten. Dies könnte sich jedoch in zukünftigen Tests ändern und ist letztlich nicht entscheidend. Das wichtigste ist, dass du gut vorbereitet bist, da ja für alle die Bedingungen gleich sind.

Test-Teil	Anzahl Aufgaben	Zeit (inkl. Instruktion)
Schlussfolgerndes Denken numerisch	20	20 Minuten
Psychologieverständnis deutsch	21	38 Minuten
Schlussfolgerndes Denken verbal	20	20 Minuten
Psychologieverständnis englisch	21	38 Minuten
Mathematik-kenntnisse	20	25 Minuten
Schlussfolgerndes Denken figural	20	27 Minuten

1.4 Wie erhöht der Test die Chancen auf einen Studienplatz?

Normalerweise werden Studienplätze auf der Basis der Durchschnittsnote der Hochschulzugangsberechtigung (Abitur, Fachabitur etc.) vergeben, ggf. noch in Kombination mit Wartesemestern und bestimmten Härtefallkriterien. In Studiengängen, wo die Bewerberzahl im Verhältnis zur Anzahl der Studienplätze sehr hoch ist (z.B. im Fach Medizin) werden schon seit langem die Bewerbungen um Eignungstests ergänzt, um idealerweise den bestgeeigneten Studierenden einen Studienplatz ermöglichen zu können.

Im Falle des BaPsy-Tests kannst du Zusatzpunkte erwerben, wodurch du deine Bewerberlage verbesserst. Die Anzahl der Punkte hängt von deinem Testergebnis ab.

Powerlerner-Tipp:
Durch den Test kannst du deine Bewerbersituation <u>nicht</u> verschlechtern. Durch die Teilnahme am Test kanns du also nur gewinnen!

Wie stark das Testergebnis deine Bewerbungssituation verbessert, kann hier leider nicht pauschal gesagt werden, da so gut wie jede Hochschule hierzu eine eigene Regelung getroffen hat. Zum Beispiel kann es sein, dass die Gesamtpunktzahl, die für einen Studienplatz entscheidend ist, sich zu 50 % durch die Abiturnote, zu 40 % durch den BaPsy-Test und zu 10 % durch weitere Kriterien (z.B. soziales Engagement etc.)

7

ergibt. Hierzu müsstest du dich an deiner Wunsch-Hochschule genau informieren. Pauschal kann jedoch gesagt werden, dass das Ergebnis des BaPsy-Tests deine Chancen signifikant verbessert und auch jemand mit einem etwas schlechteren Abitur durchaus die Chance auf einen Studienplatz bekommt.

Powerlerner-Tipp:
Welche Modalitäten jede Hochschule hat, sollte für dich fast schon egal sein. Erstens kannst du dich an verschiedenen Hochschulen gleichzeitig bewerben und zweitens solltest du einfach versuchen, ein bestmögliches Ergebnis im Test zu erreichen. Da die Zugangsvoraussetzungen für alle Studierenden gleich sind, sind die Gewichtungen fast schon irrelevant.

---

2. Numerisches schlussfolgerndes Denken

Der erste Prüfungsteil des Studieneingangstests ist das numerische schlussfolgernde Denken. In diesem Teil wird geprüft, wie leicht es dir fällt, mit Informationen in Verbindung mit Zahlen umzugehen. Aus der Schule kennst du solche Aufgaben als klassische Textaufgaben. Wichtig: Die Aufgaben sind ohne Taschenrechner oder Papieraufschrieb nur „rein im Kopf" zu lösen.

2.1 Lernhinweise und Tipps für diesen Bereich

Das Aufgabenniveau orientiert sich an Mittelstufen-Mathematik. Die Hauptschwierigkeit ist, dass du ohne Taschenrechner oder Notizen für jede Aufgabe innerhalb einer Minute (!) eine Lösung finden musst.

Wir haben für dich Aufgaben zusammengestellt, die dir das Niveau spiegeln sollen.

Powerlerner-Tipp:
Versuche die Aufgaben ohne Hilfsmittel zu lösen, achte dabei direkt auf die Zeit und schätze dich realistisch ein.

Wenn du bei der Lösung dieser Aufgaben Probleme hast, solltest du folgenden Mathe-Stoff wiederholen:

- → **Dreisatzrechnung**
- → **Prozentrechnung**
- → **Wahrscheinlichkeitsrechnung (Mittelstufe!)**
- → **Kopfrechnen allgemein (EinmalEins)**
- → **Grundrechenarten**

Mehr Materialien und genau Lernhinweise findest du zudem auf
www.powerlerner.de und in unseren Online-Seminaren:

2.2 Aufgaben zum Testtraining

Löse jede Aufgabe innerhalb einer Minute ohne Hilfsmittel. Du darfst auch keinerlei schriftliche Notizen anfertigen.

Aufgabe 1:

Ralph fährt mit dem Fahrrad doppelt so schnell wie Peter. Peter ist um ein Viertel schneller wie Friedemann. Friedemann fährt mit seinem Mountain-Bike genau 12 km/h.

Wie schnell ist Ralph?

   a) 25 km/h
   b) 27,5 km/h
   c) 30 km/h
   d) 20 km/h

Hinweis: Falls dir die Lösung dieser Aufgabe schwerfällt, bitte wiederholen: „Dreisatzrechnung im Kopf".

Aufgabe 2:

Paula fährt mit dem Bus zur Uni, die unweit von ihrem Studentenwohnheim ist. Den Rückweg joggt sie immer, um fit zu bleiben und einen Ausgleich zum Lernen zu haben. Für den Hin- und Rückweg benötigt sie hierbei 48 Minuten. Würde sie beide Strecken joggen, würde sie 1 Stunde und 16 Minuten benötigen.

Wie lange dauert die Busfahrt?

    a) **18 min.**
    b) **10 min.**
    c) **28 min.**
    d) **20 min.**

Hinweis: Falls dir die Lösung dieser Aufgabe schwerfällt, bitte wiederholen: „Dreisatzrechnung im Kopf".

Aufgabe 3:

Zwei Buchhalter bearbeiten in einem Großkonzern die Mahnungen bei Forderungsausfällen. Buchhalter A schafft 12 Mahnungen pro Stunde, Buchhalter B schafft 10 Mahnungen in 40 Minuten

Wieviel Mahnungen schaffen die zwei Buchhalter an einem 8-Stunden Tag?

    a) **216**
    b) **196**
    c) **96**
    d) **226**

Aufgabe 4:

Student A benötigt mit dem Fahrrad von zu Hause zum Vorlesungssaal 20 Minuten. B ist mit dem Auto doppelt so schnell. Er hat aber einen dreimal so langen Weg.

Wie lange benötigt B am Montag, wenn er dort auf der Strecke 10 Minuten im Stau steht?

    a) **15 min.**
    b) **20 min.**
    c) **25 min.**
    d) **30 min.**

Aufgabe 5:

Karls Studentenwohnheim liegt 2 km von der Uni, Tamaras WG liegt 4 km von der Uni. Karl fährt mit dem Klapprad die 2 km zur Uni in 20 Minuten, Tamara fährt mit dem E-Bike viermal so schnell wie Karl.

Wenn Tamara um 08:17 Uhr zur Uni losfährt, wann kommt sie dort an?

    a) 8.27
    b) 8.36
    c) 8.37
    d) 8.22

Aufgabe 6:

Sandro ist stark übergewichtig. Er fängt jedoch an Sport zu treiben und hat nach 6 Monaten 20 % seines Gewichtes verloren. Er freut sich so sehr darüber, dass er nun wieder in seine alten Gewohnheiten verfällt und nach weiteren 8 Monaten wieder um 30 % zugenommen hat.

Wenn er zu Beginn 100 kg gewogen hat, wieviel wiegt er dann nach 14 Monaten?

    a) 98 kg
    b) 116 kg
    c) 118 kg
    d) 104 kg

Hinweis: Falls dir die Lösung dieser Aufgabe schwerfällt, bitte wiederholen: „Prozentrechnung".

Aufgabe 7:

20 % der Studenten kommen mit der Straßenbahn zur Uni. Dies sind 1200 Studis.

Wie viele Studenten hat die Uni insgesamt?

    a) 3000
    b) 6500
    c) 6000
    d) 4000

Hinweis: Falls Ihnen die Lösung dieser Aufgabe schwerfällt, bitte wiederholen: „Prozentrechnung".

Aufgabe 8:

Ein Glücksrad ist in die Nummern 0 bis 10 unterteilt. Während die „Kuchenstücke" des Rades für die Nummern 1 bis 10 gleich groß sind, ist das „Kuchenstück" für die 0 dreimal so groß. Bei der 0 gibt es immer einen Trostpreis. Während die Nummern 1 bis 9 keinen Gewinn abwerfen, die Nummer 10 aber der Hauptgewinn darstellt.

Wie groß ist die Wahrscheinlichkeit, dass es bei einem Versuch mit dem Glücksrad einen Trostpreis gibt.

- a) 1/10
- b) 3/13
- c) 1/6
- d) 2/12

Aufgabe 9:

Petro erhält die Rechnung für seinen neuen E-Scooter, den er im regionalen Fachhandel bestellt hat. Der Rechnungsbetrag beläuft sich auf 890,- €. Wenn er innerhalb von 10 Tagen bezahlt erhält er 2 % Skonto. Da er den Geschäftsführer des Fachhandels persönlich kennt, bekommt er im Geschäft direkt einen Rabatt von 100,- € zugesprochen.

Wieviel Euro überweist Petro, wenn er nach 8 Tagen die Rechnung begleicht?

- a) 774,20
- b) 872,20
- c) 772,20
- d) 776,80

Aufgabe 10:

30 % der Studierenden essen in der Mensa das vegetarische Menü. 200 Studierende (8% der Studentenschaft) essen das vegane Menü.

Wie viele Studierende sind Fleischesser?

- a) 1750
- b) 1450
- c) 1550
- d) 2000

Aufgabe 11:

Ein Kinder- und Jugendpsychotherapeut hat 120 Klienten im Alter von 6-14 Jahren, eine Sitzung dauert 30 Minuten. 30 % der Klienten kommen wöchentlich, die restlichen 70 % verteilen sich auf einen gleichmäßigen 14-tägigen Rhythmus. Welche Arbeitsbelastung hat der Kinder- und Jugendpsychotherapeut in einem 4 Wochen-Zeitraum?

   a) 145 Stunden
   b) 156 Stunden
   c) 160 Stunden
   d) 138 Stunden

Hinweis: Falls dir die Lösung dieser Aufgabe schwerfällt, bitte wiederholen: „Prozentrechnung".

Aufgabe 12:

In einem Würfelspiel haben Sie zwei Würfe:

Wie groß ist die Wahrscheinlichkeit im ersten Wurf eine 6 und dann in einem zweiten Wurf keine 6 zu würfeln.

   a) 2/6
   b) 3/36
   c) 6/36
   d) 5/36

Hinweis: Falls dir die Lösung dieser Aufgabe schwerfällt, bitte wiederholen: „Wahrscheinlichkeitsrechnung"

Aufgabe 13:

Im ersten Semester des Studiengangs Biopsychologie studieren insgesamt 200 Studierende. Davon sind 120 Studierende weiblich und 80 Studierende männlich. In der Studierendenschaft sind 20 % aufgrund des BaPsy-Testes in dem Studiengang, von den Frauen sind es 10 Personen.

Wie hoch ist der Anteil der männlichen Studierenden an der Gesamtzahl, die nicht aufgrund des BaPsy-Testes in dem Studiengang sind?

   a) 30 %
   b) 15 %
   c) 20 %
   d) 40 %

Hinweis: Falls dir die Lösung dieser Aufgabe schwerfällt, bitte wiederholen: „Wahrscheinlichkeitsrechnung → Vierfeldertafel".

Aufgabe 14:

Eine Untersuchung ergab, dass 95 Studierende sehr gut mit den Lernbedingungen zurechtkommen. Im Erstsemester ist der Anteil der weiblichen Studierenden 60 %. Bei den weiblichen Studierenden kommen 50 Personen sehr gut mit den Lernbedingungen zurecht. Insgesamt sind es 120 Studierende.

Wie viele der männlichen Studierenden kommen nicht gut mit den Lernbedingungen zurecht?

    a) 45
    b) 8
    c) 5
    d) 3

Hinweis: Falls dir die Lösung dieser Aufgabe schwerfällt, bitte wiederholen: „Wahrscheinlichkeitsrechnung → Vierfeldertafel".

Aufgabe 15:

Der Salzgehalt von Meerwasser hat 3,5%. Um eine Schachtel Salz (90g) aus Meerwasser zu erhalten.

Wieviel Liter Meerwasser (1000g) müssen entsalzt werden, unter der Bedingung, dass bei der Salzgewinnung nur 3 % gelöst werden können.

    a) 3 Liter
    b) 30 Liter
    c) 33,3 Liter
    d) 9,3 Liter

Hinweis: Falls Ihnen die Lösung dieser Aufgabe schwerfällt, bitte wiederholen: „Dreisatzrechnung".

Aufgabe 16:

In einem Behälter liegen 10 Kugeln. Davon sind 5 Kugeln rot, 3 Kugeln blau, 1 Kugel gelb und 1 Kugel weiß.

Wie hoch ist die Wahrscheinlichkeit, wenn zweimal hintereinander eine Kugel (mit Zurücklegen) gezogen wird, dass sie entweder weiß oder gelb ist?

   a) 4/25
   b) 1/5
   c) 2/100
   d) 1/25

Aufgabe 17:

In einer Grundgesamtheit von 20.000 Studenten leidet 4 % an Prüfungsangst. Von diesen 4 % hat 1 % eine Psychose.

Wie viele Studenten sind das?

   a) 200
   b) 8
   c) 800
   d) 80

3. Psychologieverständnis deutsch

Im Test-Teil Psychologieverständnis deutsch werden verschiedene Texte zu psychologischen Inhalten vorgegeben. Zu diesen Texten werden geschlossene Fragen gestellt, bei denen man die am besten passende Antwort ankreuzen muss. Die hier vorgestellten Texte haben dieses fachsprachliche Niveau und sollen dir ein Gefühl vermitteln, welche Art von Texten du im Test begegnen wirst. Selbstverständlich sind die hier vorgeschlagenen Themen nicht genau die Themen, die im Psychologie-Teil geprüft werden. Es geht ja auch weniger darum, dein Wissen über Psychologie zu prüfen, sondern vielmehr, wie du mit dieser Art von Fachsprache und Text zurechtkommst und ob du ein Verständnis für diese Inhalte hast.

Powerlerner-Tipp:
Es ist es sinnvoll viel fachsprachliche Literatur zu lesen, um dich gut für diesen Bereich vorzubereiten. Hierzu dienen Einführungslehrwerke in Allgemeine Psychologie oder auch wissenschaftliche Aufsätze, die im Internet abrufbar sind. Auf www.powerlerner.de stellen wir dir weitere Textvorschläge bereit.

3.1 Lernhinweise und Tipps für diesen Bereich

Da die Psychologie ein unglaublich weites Feld ist, ist es für ein Trainingsbuch auch unmöglich, hier sämtliche Themen darzustellen. Wir haben die Themen so ausgewählt, dass verschiedene Unterbereiche der Psychologie Würdigung finden und dir die Bandbreite einmal etwas bewusst wird (deshalb z.B. auch der Text zum Bereich Wissensmanagement aus dem Fachgebiet der Arbeits- und Organisationspsychologie).

Im Wesentlichen geht es um das Leseverständnis von wissenschaftlichen Texten. In diesem Teil darfst du dir Notizen machen und auch im Text Markierungen vornehmen. Als Arbeitstechnik haben wir folgende Lerntipps für den Test für dich:

3.1.1 Lesetechniken für das Test-Training

Das Lesen wissenschaftlicher Texte erfordert oft eine andere Herangehensweise als das Lesen von anderen Texten. Hier werden einige Lesetechniken vorgestellt, die dir helfen können, wissenschaftliche Texte besser zu verstehen.

Powerlerner-Tipp:
Lese dir zunächst die Multiple-Choice-Aufgaben durch, da du unter Zeitdruck stehst. Dann weißt du gleich beim ersten Lesen bereits, auf was du achten musst.

Skimming: Lese schnell über den Text und versuche dich auf wichtige Absätze, Überschriften, Stichwörter und Schaubilder zu konzentrieren, die in den Multiple-Choice-Aufgaben bereits genannt sind.

Scanning: Wenn du aufgrund der Multiple-Choice-Aufgaben nach bestimmten Informationen suchst, verwende die Scanning-Technik. Scanne den Text nach Schlüsselwörtern, die zu deinem Thema passen.

Lesen in Abschnitten: Wissenschaftliche Texte sind oft in Abschnitte unterteilt, um das Verständnis zu erleichtern. Lese jeden Abschnitt einzeln und stelle sicher, dass du den Inhalt verstanden hast, bevor du zum nächsten Abschnitt übergehst.

Aktives Lesen: Stelle während des Lesens Fragen auf Basis der Multiple-Choice-Aufgaben, um deine Aufmerksamkeit zu erhöhen und dein Verständnis zu verbessern. Schreibe Notizen oder markiere wichtige Passagen im Text.

Wichtig: Die folgenden Texte sind auf fachsprachlichem Niveau, es sind jedoch reine Übungstexte und stellen nicht unbedingt den aktuellen wissenschaftlichen Stand der Psychologie dar. Empirische Befunde über Medikamente sind rein fiktiv und stellen keine Referenzwerte dar!

3.2 Aufgaben zum Test-Training

3.2.1 Test-Text: Umgang mit Widerständen

Text:	Notizen:
Der Umgang mit Widerstand und Konfliktmanagement ist ein wichtiger Bestandteil der Kommunikationspsychologie. In den letzten Jahren hat sich die Forschung auf dem Gebiet der Kommunikationspsychologie und des psychologischen Widerstands verstärkt. Die theoretischen Betrachtungen in diesem Bereich gehen jedoch weit zurück und sind für ein Verständnis der psychologischen Konfliktforschung notwendig. Psychologischer Widerstand kann auf verschiedene Weise gezeigt werden, z.B. durch Verweigerung, Ignorieren, Widerspruch oder sogar Aggression. Konflikte können aufgrund von Widerstand entstehen, wenn Menschen versuchen, ihre Interessen durchzusetzen. Kommunikationspsychologen untersuchen, wie Menschen mit Widerstand und Konflikten umgehen können. Ein wichtiger Aspekt ist die Fähigkeit, die Motive und Bedürfnisse der anderen Person zu verstehen. Nach Heider (1977) ist die Attributionstheorie damit befasst, wie sich Menschen Erlebnisse und Aussagen erklären und damit ein und dieselbe Botschaft völlig unterschiedlich aufgefasst und interpretiert werden kann. Im Allgemeinen sind Attributionstheorien psychologische Erklärmodelle, die beschreiben, wie Menschen Informationen verwenden, um kausale Erklärungen für Verhalten von Mitmenschen vorzunehmen. Nach Heider sind Menschen „naive Wissenschaftler", die sich mitmenschliches Verhalten mit lückenhaften Informationen zu erklären versuchen. Heider unterscheidet hierbei wesentlich zwischen interner und externer Attribution. Bei der internen Attribution liegt die ursächliche Zuordnung (Attribution) im Verhalten, dem Charakter oder den Überzeugungen der agierenden Person selbst, während die externe Attribution die Zuschreibung auf die Situation vornimmt, das Verhalten wurde also durch eine externe Situation und nicht durch die Person verursacht. Heider war überzeugt davon, dass Menschen zu sehr intern und zu selten extern attribuieren, Lee Ross bezeichnete dies	

als fundamentalen Attributionsfehler.[1] In Bezug auf den psychologischen Widerstand ist die Attributionstheorie ein Erklärungsansatz, wie Menschen Veränderungen erfahren. Der psychologische Widerstand ist eine natürliche Reaktion auf Veränderungen, wenn Menschen jedoch die Ursache der Veränderungen zuordnen können, können sie den Widerstand lindern, indem sie die Verantwortung für das Ergebnis übernehmen. Informationen fallen dabei auf einen Erklärungshintergrund und werden nicht entschlüsselt, sondern zugeordnet in Abhängigkeit von der eigenen Persönlichkeit und dem eigenen Selbstbild. Das Selbstbild ist ein wesentlicher Bestandteil der Attributionstheorie von Heider. Bei der Überwindung von psychologischen Widerständen hat es die Bedeutung, dass Menschen, die ihre eigene Handlungen und Verhaltensweisen als Ergebnis ihrer eigenen Entscheidungen sehen, ihren Widerstand gegen Veränderungen verringern, da sie den Eindruck haben, weiterhin die Kontrolle über ihr eigenes Verhalten behalten zu können.

1. **Welche der folgenden Aussagen lässt sich am ehesten aus dem Text ableiten?**
   a) Menschen akzeptieren Widerstände, wenn sie mit Entscheidungen aktiv in den Veränderungsprozess eingebunden sind.
   b) Bei Menschen entstehen psychische Widerstände, wenn sie mit großen Veränderungen konfrontiert werden.
   c) Der psychische Widerstand schwindet, wenn Menschen die Notwendigkeit der Veränderung erklärt bekommen und deren Zwänge verstehen.
   d) Menschen beziehen Konflikte ursächlich auf kausale Erklärungsmuster ihrer Mitmenschen.

---

[1] L. Ross: *The intuitive psychologist and his shortcomings: Distortions in the attribution process.* In: L. Berkowitz (Hrsg.): *Advances in experimental social psychology.* Vol. 10, Academic Press, Orlando, FL 1977, S. 173–220.

2. **Welche der folgenden Aussagen lässt sich nicht aus dem Text ableiten?**
   a) Das Konfliktmanagement hat sich durch psychologische Erklärungsmodelle verbessert.
   b) Attributionstheorien sind ein Ansatz um Konflikte besser zu verstehen.
   c) Attributionen bedeuten, das Verhalten von Mitmenschen wird auf interne oder externe Ursachen rückgeführt.
   d) Attributionsfehler entstehen durch eine falsche Zuordnung von Ursachen.

3. **Welche der folgenden Aussagen lässt sich am ehesten aus dem Text ableiten?**
   a) Ein positives Selbstbild lässt Menschen Veränderungen besser akzeptieren.
   b) Wenn Menschen in ihrem Selbstbild partizipatorisch in Veränderungsprozesse eingebunden sind, sinkt ihr psychischer Widerstand gegen diese Veränderung.
   c) Ein negatives Selbstbild führt zu einem erhöhten psychischen Widerstand.
   d) Ein negatives Selbstbild führt zu einem erhöhten zwischenmenschlichen Konfliktpotenzial.

3.2.2 Test-Text: Entwicklungspsychologie und Adoleszenz

Text:	Notizen:
Entwicklungspsychologie bezieht sich auf das wissenschaftliche Studium der menschlichen Entwicklung über die gesamte Lebensspanne, von der Geburt bis zum Tod. Es befasst sich mit der Erforschung von Veränderungen und Kontinuitäten im Verhalten, der Kognition, der Emotionen und der sozialen Beziehungen von Menschen. Sie untersucht den Prozess der menschlichen Entwicklung und ist ein Gebiet, das sich auf die psychologischen Aspekte der Entwicklung in verschiedenen Phasen des Lebens konzentriert, einschließlich der Kinder und Jugendliche. Die Jugendlichen sind eine besondere Gruppe, die eine besondere Aufmerksamkeit und Unterstützung benötigen, um sie bei der Bewältigung der Herausforderungen und Veränderungen zu unterstützen, die mit der Pubertät und der Reife verbunden sind. Einige der Herausforderungen, mit denen Jugendliche konfrontiert sind, sind die Entwicklung einer positiven Identität, die Entwicklung sozialer Fähigkeiten, die Entwicklung eines Gefühls der Zugehörigkeit und die Fähigkeit, Entscheidungen zu treffen. Als Adoleszenz wird die Phase von der späten Kindheit über Pubertät bis hin zum reifen Erwachsensein definiert und steht damit für einen Zeitabschnitt, der wissenschaftlich betrachtet, einen komplexen und dynamischen Prozess beschreibt, der mit körperlichen, kognitiven, sozialen und emotionalen Veränderungen verbunden ist, was einher geht mit umfassenden neuronalen Umstrukturierungen des Gehirns. Die angesprochene Alterspanne lässt sich hierzu nicht klar abgrenzen, sondern variiert zwischen dem 10. Lebensjahr und geht nach jüngster Forschung bis hin zum 25. Lebensjahr. Der Begriff "Jugend" unterscheidet sich von der Adoleszenz in dem er sich im Allgemeinen auf den Zeitraum zwischen der Kindheit und dem Erwachsenenalter bezieht, womit weniger die rein physiologischen und psychologischen Veränderungs- und Reifeprozesse gemeint sind, als vielmehr ein Zeitabschnitt in der allgemeinen Lebensentwicklung eines Menschen.	

"Adoleszenz" hingegen bezieht sich auf einen längeren Zeitraum, der normalerweise von 10 bis 19 Jahren dauert und die Zeit umfasst, in der Jugendliche ihre Identität und ihre Beziehungen zu anderen entwickeln. Dieser Zeitraum kann körperliche Veränderungen wie das Wachstum und die Pubertät, kognitive Veränderungen wie das Entwickeln von höheren Denkfähigkeiten und soziale Veränderungen wie das Erlernen von Sozialverhalten umfassen.

Körperlich durchläuft der Körper eines Jugendlichen während der Adoleszenz eine signifikante Veränderung, insbesondere in Bezug auf Wachstum und Pubertät. Hormonelle Veränderungen führen zu körperlichen Veränderungen wie Brustwachstum bei Mädchen, Bartwuchs bei Jungen, Stimmenbruch bei Jungen und Menstruation bei Mädchen. Die körperlichen Veränderungen, insbesondere die hormonellen, gehen den psychosozialen Veränderungen voraus, so hat sich der Beginn der Menarche in den letzten 100-150 Jahren in den Industrieländern zeitlich deutlich ins jüngere Lebensalter verschoben.

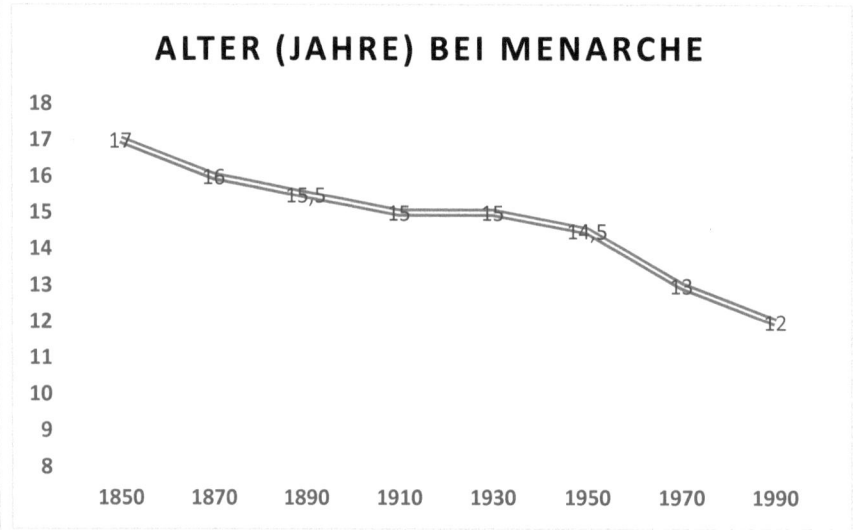

ALTER (JAHRE) BEI MENARCHE

(Mod. Nach Gohlke und Wölfle, 2009, didaktisch angepasst, Menarche in Nordeuropa)

Als Ursache für diese säkulare Akzeleration wird die sich stetig verbesserte Ernährungslage und medizinische Gesamtsituation als Erklärung herangezogen, wobei seit vier Dekaden keine Vorverschiebung der Menarche mehr zu beobachten ist. In der kognitiven Entwicklung entwickeln Jugendliche ihre Fähigkeit, abstrakt zu denken, ihre Vorstellungskraft und ihre Fähigkeit, komplexe Probleme zu lösen. In dieser Phase können sie auch ihre Identität erkunden und ihr Selbstkonzept entwickeln. Darüber hinaus haben Jugendliche mit einer Vielzahl von Problemen und Herausforderungen zu kämpfen. Diese können von schulischen Problemen, wie Lernschwierigkeiten, Mobbing und schlechtem Verhalten, bis hin zu psychischen Problemen, wie Depressionen und Angststörungen, reichen. Darüber hinaus kann die Tatsache, dass Jugendliche sich in einer Zeit der Veränderung befinden, zu Problemen beitragen, die ihre Fähigkeit, gut zu funktionieren, beeinträchtigen. Entwicklungspsychologie kann Jugendlichen helfen, ihre Probleme zu bewältigen, indem sie ihnen hilft, die psychologischen und sozialen Fähigkeiten zu entwickeln, die sie benötigen, um sich anzupassen und ihre Ziele zu erreichen. Dazu gehören die Fähigkeiten, eine positive Identität zu entwickeln, sich in sozialen Situationen zurechtzufinden, Entscheidungen zu treffen und ihre Ziele zu erreichen. Entwicklungspsychologie kann Jugendlichen auch helfen, sich über die Herausforderungen der Pubertät bewusst zu werden und zu lernen, wie sie sie meistern können. Sie ist eine wichtige Disziplin, die dazu beiträgt, Jugendliche bei der Bewältigung der Herausforderungen der Pubertät und der Reife zu unterstützen. Indem Jugendliche dazu ermutigt werden, psychologische und soziale Fähigkeiten zu entwickeln, können sie dazu beitragen, dass sie sich in schwierigen Situationen wohlfühlen, Entscheidungen treffen und ihre Ziele erreichen.

1. **Welche der folgenden Aussagen lässt sich am ehesten aus dem Text ableiten?**
   a) Entwicklungspsychologie befasst sich mit der Entwicklung von Kindern und Jugendlichen.
   b) Entwicklungspsychologie ist das wissenschaftliche Studium der menschlichen Entwicklung.
   c) Entwicklungspsychologie entwickelt Empfehlungen für die Problembehandlung während der Adoleszenz.
   d) Entwicklungspsychologie und Pädagogik sollten einen intensiven interdisziplinären Austausch verfolgen.

2. **Welche der folgenden Aussagen lässt sich am ehesten aus dem Text ableiten?**
   a) Jugend und Adoleszenz sind Synonyme.
   b) Pubertät umfasst die Adoleszenz und ihre beschriebenen Problematiken.
   c) Die Jugend ist eine menschliche Lebensspanne, die Pubertät ist die Phase der physischen und psychischen Veränderungen.
   d) Die Adoleszenz ist eine Phase der multiplen Problematiken für Jugendliche.

3. **Welche Aussage lässt sich am ehesten aus der Grafik ableiten?**
   a) Die Adoleszenz beginnt in der Lebensspanne immer früher.
   b) Der Eintritt der Menarche geht im Lebensalter kontinuierlich weiter nach unten.
   c) Der Eintritt der Menarche war vor ca. 150 Jahren ca. 5 Jahre später.
   d) Der Eintritt der Menarche blieb während der Zeit um den 1. Weltkrieg in Nordeuropa unverändert, da die Lebensbedingungen für die Menschen sich in dieser Zeit verschlechtert haben.

4. **Welche der folgenden Aussage lässt sich nicht aus dem Text ableiten?**
   a) Die säkulare Akzeleration wird sich aufgrund der verbesserten Ernährungslage weiter fortsetzen.
   b) Während der Adoleszenz haben Jugendliche mit zahlreichen Problemen zu kämpfen.
   c) Entwicklungspsychologie kann Hilfen für Jugendliche entwickeln, sich in der Pubertät zurecht zu finden.
   d) Auch Lehrkräfte sollten entwicklungspsychologische Erkenntnisse für ihre Arbeit nutzen.

5. **Welches der folgenden Szenarien lässt sich nicht als ein „typisches" Problem der Adoleszenz eingrenzen?**

   a) Jugendliche durchlaufen eine Phase der Identitätsbildung, in der sie ihre Werte, Überzeugungen und Rollen in der Gesellschaft herausfinden müssen. Es kann schwierig sein, herauszufinden, wer man sein will und wie man sich selbst sieht.
   b) In der Adoleszenz suchen Jugendliche oft nach Bestätigung und Akzeptanz von ihren Freunden und Gruppen. Das kann dazu führen, dass sie sich von ihren eigenen Überzeugungen und Werten abwenden, um sich anzupassen und dazu zu gehören.
   c) In altersgemischten Gruppen übernehmen ältere Jugendliche eine dominante Rolle und negieren das Selbstbestimmungsrecht von jüngeren Mitgliedern, wie z.B. Kinder.
   d) Die Beziehung zwischen Jugendlichen und ihren Eltern kann während der Adoleszenz angespannt werden, da die Jugendlichen nach mehr Unabhängigkeit streben, während die Eltern versuchen, die Kontrolle zu behalten.

3.2.3 Test-Text: Lernende Organisation und Wissensmanagement

Text:	Notizen:
Heinz Mandl und Gabi Reinmann-Rothmeier haben ein Wissensmanagement-Modell entwickelt, das unter dem Namen „Münchner Modell des Wissensmanagements" Beachtung gefunden hat. Mandl und Reinmann-Rothmeier sehen Wissensmanagement als wirksamen Ansatz eine lernende Organisation zu realisieren und lebenslange Lernprozesse zu fördern (vgl. Reinmann-Rothmeier et al. (2001), S. 11). Als zentrale Säulen des Wissensmanagements werden in dem Modell das menschliche Individuum, die Organisation und eine entsprechende Technik gesehen (vgl. ebd., S. 18.). Ausgangspunkt des Wissensmanagements ist dabei zunächst das lernende Individuum, das durch den Erwerb neuer Fertigkeiten und Fähigkeiten neue Denk- und Handlungsmöglichkeiten entdeckt. In dem Modell wird dabei der Mensch als der „Ort des Wandels" und die Organisation als der „Ort des Handelns" bezeichnet. In dem Modell unterliegt die lernende Organisation einer Leitidee, nach der sich das gesamte Agieren ausrichten soll. Die Zielerreichung muss messbar sein und regelmäßig überprüft werden, es entsteht ein „Regelkreis aus Zielsetzung – Wissensmanagement – Evaluation, der in der lernenden Organisation als ein permanenter Revisionsprozess gedacht ist und als ein bewusster strategischer Umgang mit Wissen zur Problemlösung und Zielerreichung konzipiert ist. Dabei muss je nach Problemsituation entschieden werden, ob für die Problemlösung Informationswissen oder Handlungswissen notwendig ist. Informationswissen ist Wissen, das mit Hilfe von Informationstechnologien bereitgestellt werden kann, was letztlich die Forderung nach einem Wissensmanagement begründet. Handlungswissen hingegen ist nicht mit Informationsmanagement bereitstellbar, sondern es handelt sich um prozessuales Wissen, das sich aufgrund praktischer und persönlicher Erfahrungen begründet und damit ein personenbezogenes Kompetenzmanagement innerhalb der Organisation notwendig macht.	

Mit Hilfe des Wissensmanagements sollen damit also individuelle und organisatorische Lernprozesse in Gang gebracht und bedarfsgerecht aufeinander abgestimmt werden. Eine genaue Problemanalyse wird vor der Initiierung von Veränderungs- und Lernprozessen vorgeschlagen und die eingeleiteten Maßnahmen werden auf ihre Zielerreichung hin mittels einer Evaluation gemessen. Das Wissensmanagement wird damit eine pragmatische Klammer, die Maßnahmen in einer lernenden Organisation zielorientiert ausrichtet. Dabei teilen REINMANN-ROTHMEIER et al. das Wissensmanagement, angelehnt an die Erkenntnisse der Kognitionsforschung, in Teilprozesse auf, die im Folgenden dargestellt werden (vgl. Reinmann-Rothmeier, S. 22ff.). Unter Wissensrepräsentation verstehen REINMANN-ROTHMEIER et al. die Sicherung und Zugänglichmachung von vorhandenem Wissen. Wissen soll identifiziert, explizites Wissen dokumentiert und gespeichert werden, wozu mittlerweile technologische Hilfen und Methoden bereitstehen. In erster Linie ist damit die Wissensrepräsentation eine Anforderung an das Informationsmanagement. In der Organisation muss zudem eine Vertrauenskultur aufgebaut sein, damit die Mitarbeiter bereit sind, ihr persönliches Wissen zu teilen und abzugeben. Die Wissensrepräsentation soll zudem den Verlust an Wissen abmildern, wenn kompetente Personen die Organisation verlassen. Im Teilprozess Wissenskommunikation geht es darum, wie Wissen ausgetauscht und weitergegeben werden kann. Auch hier kann der Bedarf nach Informationstechnologie eine Rolle spielen, viel mehr ist der Teilprozess jedoch auch im Hinblick auf Kommunikations- und Kooperationsstrukturen hin auszurichten. Der Teilprozess der Wissensgenerierung steht nicht nur unter dem Aspekt, wie die Organisation selbst neues Wissen erarbeitet (z.B. über eigene Forschungs- und Entwicklungsabteilungen), sondern auch, wie von außen Wissen in die Organisation importiert werden kann sowie die Frage, wie Prozesse zur Wissensexplizierung gestaltet sein sollten. Der Begriff „Wissensnutzung" ist nicht nur ein Teilprozess, sondern auch Ziel des Wissensmanagements. Bei ihm geht es darum, wie Wissen

anwendbar gemacht werden kann und wie aus dem Wissen Entscheidungen und Maßnahmen abgeleitet werden können. Wie gut dieser Teilprozess gelingt, bestimmt in hohem Maße die Güte des Wissensmanagements einer Organisation.	

1. **Welche der folgenden Begriffe ist kein Teilprozess des Wissensmanagements nach Reinmann-Rothmeier?**
   a) Wissensgenerierung
   b) Wissenskommunikation
   c) Wissensnutzung
   d) Wissensproduktion

2. **Welche der folgenden Aussagen lässt sich am ehesten aus dem Text ableiten?**
   a) Eine lernende Organisation und Wissensmanagement sind synonyme Begriffe.
   b) Eine lernende Organisation ist eine Organisation, in deren im Mittelpunkt das lernende Individuum steht, das wiederum auf die Organisation einwirkt.
   c) Das Wissensmanagement einer Organisation ist der Ort des Wandels.
   d) Eine Organisation wird durch Evaluation und dem Lernen aus den Ergebnissen zur lernenden Organisation.

3. **Welche der folgenden Aussagen lässt sich am ehesten aus dem Text ableiten?**
   a) Ein personenbezogenes Kompetenzmanagement ist notwendig, um das Konzept des lebenslangen Lernens zu realisieren.
   b) Informationswissen ist Wissen, das die Grundlage für eine Problemlösung mit Hilfe der Evaluation bereitstellt.
   c) Handlungswissen ergibt sich aus den Kompetenzen der Mitarbeiter, die auf den praktischen und persönlichen Erfahrungen in der Firma aufbaut.
   d) Für Problemlösungen sind immer Informationswissen und Handlungswissen notwendig.

4. **Welche der folgenden Beschreibungen beschreibt die Aufgabe der Wissensrepräsentation am besten?**
   a) Bestimmte Arbeitsabläufe im Unternehmen werden evaluiert.
   b) Wichtige Prozesse im Unternehmen werden von erfahrenen Mitarbeitern dokumentiert.
   c) In Teambesprechungen beraten Ingenieure sich gegenseitig in der Problemlösung.
   d) Mitarbeiter besuchen externe Fortbildungen und erhalten Schulungsmaterial.

3.2.4 Test-Text: Sozialphobie

Text:	Notizen:
Sozialphobie, auch als soziale Angststörung bezeichnet, ist eine psychische Erkrankung, bei der Menschen eine übermäßige und unangemessene Angst vor sozialen Situationen empfinden. Sie fühlen sich oft unwohl oder peinlich berührt, wenn sie mit anderen Menschen interagieren müssen, und vermeiden daher häufig soziale Situationen. Wissenschaftliche Erkenntnisse haben gezeigt, dass die Sozialphobie durch eine Kombination von biologischen, psychologischen und sozialen Faktoren verursacht werden kann. Eine genetische Veranlagung kann eine Rolle spielen, aber auch Umweltfaktoren wie frühere traumatische Erfahrungen oder ein Mangel an sozialen Fähigkeiten können dazu beitragen. Medikamente können bei der Behandlung von Sozialphobie helfen. Einige Medikamente wie selektive Serotonin-Wiederaufnahmehemmer (SSRIs) und Serotonin-Noradrenalin-Wiederaufnahmehemmer (SNRIs) können Symptome wie Angst, Panik und Depressionen reduzieren. Benzodiazepine können ebenfalls kurzfristig zur Behandlung von Angstsymptomen eingesetzt werden, aber wegen ihres Suchtpotenzials werden sie in der Regel nicht als Langzeitbehandlung empfohlen. Dass die soziale Phobie eine behandelbare Krankheit ist, bestätigt eine in Deutschland und Großbritannien abgeschlossene Studie, an der 590 Patienten mit sozialer Phobie und sozialer Angststörung beteiligt waren. Die Patientengruppe umfasste Patienten mit mittelstarken bis starken sozialen Angststörungen, die in einem zweimonatigen Zeitraum entweder einmal täglich 10 bis 20 mg des neuen Medikaments AnxiTak oder ein Placebosubstrat erhielten. Die Patienten schätzten sich mit einem Fragebogen hinsichtlich ihrer Entwicklung selbst ein, zusätzlich wurde durch Psychiater eine Fremdeinschätzung mit den gleichen Fragestellungen der Social Anxiety Scale durchgeführt. Die Ergebnisse der doppelblinden und placebo-kontrollierten Forschungsstudie werden in den folgenden Grafiken verdeutlicht:	

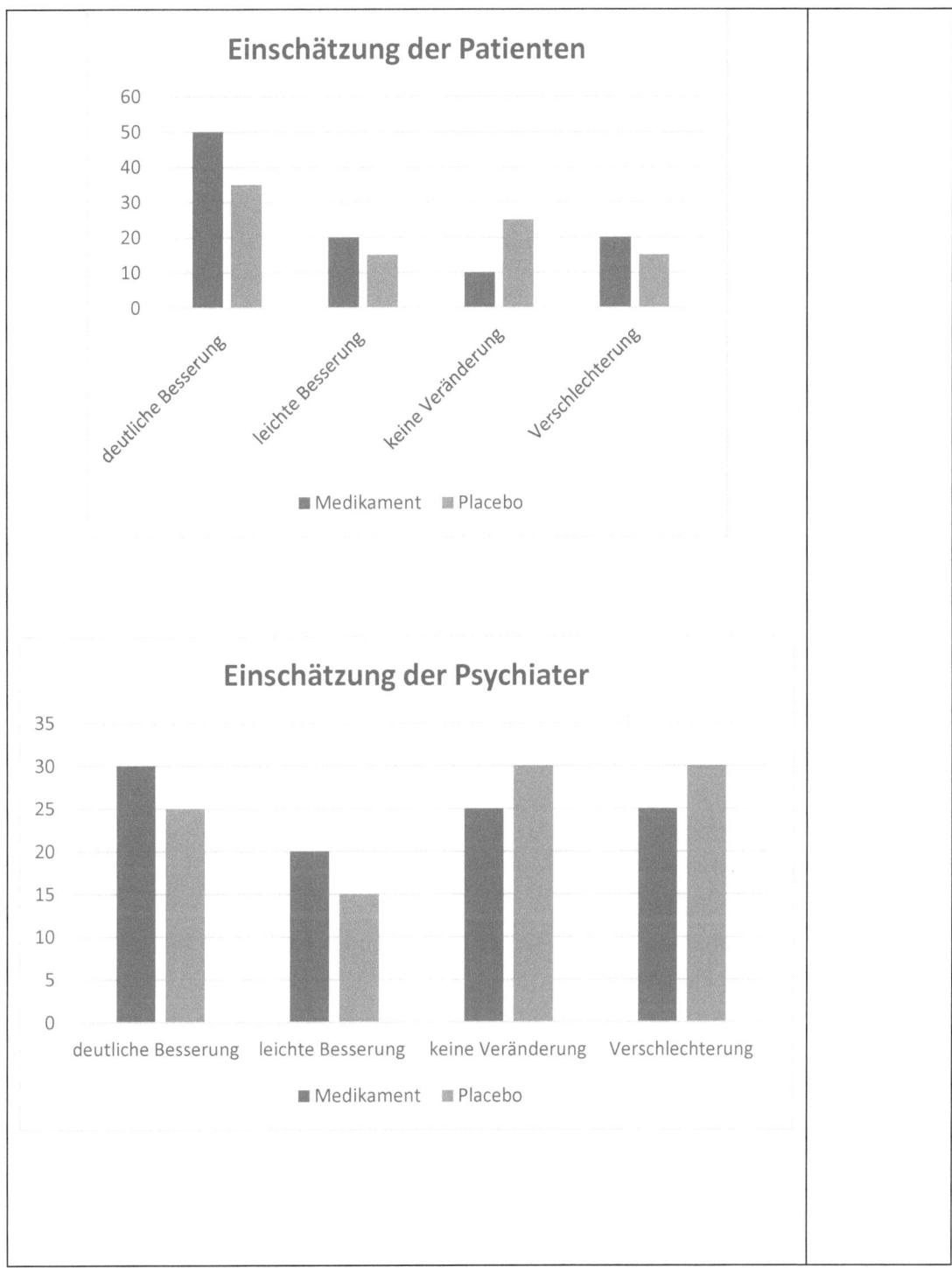

1. **Welche der folgenden Aussagen lässt sich am ehesten aus dem Text ableiten?**
   a) Sozialphobie ist eine Form von Lampenfieber bei öffentlichen Auftritten.
   b) Sozialphobie hat ihre Wurzeln in traumatischen Erfahrungen.
   c) Die Ursachen für Sozialphobie sind verschieden und können biologischer, psychologischer oder auch soziale Ursprünge haben.
   d) Sozialphobie ist medikamentös schwierig zu behandeln.

2. **Welche der folgenden Aussagen lässt sich am ehesten aus dem Text ableiten?**
   a) Die Ergebnisse wurden durch Eigen- und Fremdanalyse erhoben.
   b) Die Wirksamkeit der Studie wurde mittels Eigen- und Fremdbeurteilung in Form von Gesprächen mit Psychiatern erhoben.
   c) Die Wirksamkeit wurde mit einem standardisierten Fragebogen (Selbst- und Fremdeinschätzung) erhoben.
   d) Die Wirksamkeit wurde mit Hilfe von Studien belegt.

3. **Welche der folgenden Aussagen lässt sich am ehesten aus den Grafiken ableiten?**
   a) Auch ein größerer Teil der Patienten der Placebo-Kontrollgruppe erfuhren zumindest eine leichte Besserung.
   b) Bei mehr als der Hälfte der Patienten ist entweder keine Besserung oder gar eine Verschlechterung eingetreten.
   c) Die Patienten der Placebo-Kontrollgruppe reagierten sehr ähnlich zu der Medikamentengruppe AnxiTak.
   d) Das Medikament wirkt gut bei mehr als mind. zwei Drittel der Patienten.

4. **Welche der folgenden Aussagen lässt sich am ehesten aus den Grafiken ableiten?**
   a) Die Psychiater schätzen die Wirksamkeit sehr ähnlich wie die Patienten ein.
   b) Die Psychiater schätzen die Wirksamkeit des Medikaments insgesamt schlechter als die Patienten ein.
   c) Die Psychiater schätzen die Wirksamkeit des Medikaments sehr ähnlich wie die Wirksamkeit des Placebos ein.
   d) Die Psychiater sehen durch das Medikament eine deutliche Verschlechterung.

3.2.5 Test-Text: Personenzentrierte Gesprächstherapie

Text:	Notizen:
Die personenzentrierte Gesprächstherapie ist ein therapeutisches Modell, das sich auf der humanistischen Psychologie stützt und von dem Psychotherapeuten Carl Rogers entwickelt wurde. Die humanistische Psychologie ist eine psychologische Richtung, die sich auf die Entwicklung des menschlichen Bewusstseins und die Erforschung der menschlichen Natur konzentriert. Sie hat seine Wurzeln in den humanistischen Philosophien des 20. Jahrhunderts, insbesondere im Existentialismus und dem personenzentrierten Ansatz. Existentialismus ist eine philosophische Strömung, die sich mit der Bedeutung der Existenz und der Erfahrung des Menschen befasst. Der personenzentrierte Ansatz ist ein therapeutisches Modell, das auf den Ideen des Existentialismus basiert, insbesondere auf der Annahme, dass die menschliche Erfahrung von der Einzigartigkeit jedes Individuums geprägt ist. Es betont, dass Menschen dazu ermutigt werden, ihre eigenen Überzeugungen, Wünsche und Bedürfnisse zu entdecken und zu respektieren. Der personenzentrierte Ansatz betont auch die Einzigartigkeit und Unabhängigkeit jedes Einzelnen, und unterstützt die Suche nach innerer Freiheit und Ausdruck. Es hilft den Menschen, sich auf den eigenen Wert und die eigene Bedeutung zu besinnen sowie Herausforderungen und Stressoren zu bewältigen. Die Humanistische Psychologie betont das Individuum und die positive Betrachtung des Menschen. Sie hebt das Potenzial des Menschen hervor, seine eigene Zukunft zu gestalten und seine Persönlichkeit zu entwickeln. Humanistische Psychologen befassen sich mit einer Vielzahl psychologischer Themen, einschließlich Selbstwahrnehmung, Wertschätzung, Selbstverwirklichung und Erfüllung. Carl Rogers war ein amerikanischer Psychologe, der bekannt ist für seine Entwicklung der Client-Centered Therapy, die die Paradigmen des Existenzialismus aufgreift. Rogers personenzentrierte Gesprächstherapie basiert auf der Prämisse, dass ein positiver Ansatz,	

der auf Ehrlichkeit und Empathie des Therapeuten und dem Verständnis für den Patienten basiert, helfen kann, den Patienten zu einer stärkeren und gesünderen psychischen Gesundheit zu führen. Entsprechend den Grundsätzen der personenzentrierten Gesprächstherapie, muss der Therapeut eine wertfreie Haltung gegenüber dem Patienten haben, indem er seine Meinung und Gefühle nicht aufdrängt, sondern die Selbstbestimmung des Patienten respektiert. Wegen der Universalität der Theorie und der Wirksamkeit des dahinterstehenden humanistischen Gedankenguts ist sie in viele Kommunikationsmodelle, aber auch pädagogische Konzepte und Fragen von Führungsansätzen und -techniken eingeflossen. Der Führungsansatz der nondirektiven Führung basiert auf diesen Prämissen und stellt einen wichtigen Ansatzpunkt für die Führungskultur dar, denn es ermutigt Menschen, ihr Potenzial freizusetzen. Der Führungsstil ist geprägt von konstruktiver Kritik, die Kommunikation basiert auf einem empathischen und offenen Dialog. Durch den Einsatz einer Reihe von Techniken, wie z.B. dem aktiven Zuhören, empathisches Verstehen und die Anerkennung positiver Eigenschaften, hilft die personenzentrierte Gesprächstherapie dem Klienten, neue Wege zu finden, um mit seinen Problemen umzugehen. Nicht der Standpunkt des Therapeuten steht im Mittelpunkt des Gesprächs, sondern vielmehr geht es darum, die Sicht der anderen Person aus deren Perspektive zu verstehen. Der Therapeut legt seine eigenen Ansichten und Wertvorstellungen beiseite, über Empathie ist er in der Lage, sich in die Gefühlswelt des Klienten hineinzuversetzen. Das sog. einfühlende Verständnis bedeutet nicht, mit dem Klienten übereinzustimmen oder bestimmten Wertungen oder Haltungen zuzustimmen. Rogers dritte Haltung meint die Kongruenz oder Echtheit, was so viel bedeutet, wie die eigenen Gefühle zu integrieren und zuzulassen. Kongruenz wird als Übereinstimmung von Denken, Fühlen und Handeln erlebt und hat die Konsequenz, dass die eigenen Gefühle des Therapeuten in die Gesprächsführung miteinbezogen werden, was vor allen Dingen in Form von echtem Feedback und „Ich-Botschaften" geschehen sollte.

1. **Welche der folgenden Aussagen lässt sich am ehesten aus dem Text ableiten?**
   a) Die humanistische Psychologie ist eine der Grundannahmen des Existenzialismus.
   b) Der personenzentrierte Gesprächsansatz basiert auf Paradigmen des Existenzialismus.
   c) Ein Paradigma der humanistischen Psychologie ist der Existenzialismus.
   d) Carl R. Rogers ist ein Vertreter der humanistischen Philosophie.

2. **Welche Gesprächssituation lässt sich am wenigsten einer personenzentrierten Gesprächstherapie zuordnen?**
   a) Therapeut T hört Klient K aufmerksam zu, wie dieser seine Probleme im Umgang mit Kollegen schildert. Er fragt sehr gezielt nach den Verhaltensweisen der Kollegen des Klienten und bringt den Klienten dazu, die Kollegen in verschiedene Persönlichkeitskategorien einzuordnen.

   b) Therapeut T hört Klient K aufmerksam zu, Klient K schweift jedoch immer wieder vom Thema ab und verzettelt sich in Details, so dass kein Gesprächsfluss zustande kommt. T äußert gegenüber K, dass ihm die Antworten noch zu unstrukturiert sind und er sich deshalb nicht auf das Wesentliche konzentrieren könne.

   c) Therapeut T wartet auf Klient K. Dieser kommt zu spät zur Sitzung, dies bereits zum dritten Mal. Die Verspätungen bringen T immer wieder in Bedrängnis, da der Folgeklient ebenfalls warten muss oder aber die Sitzung nur kurz verlaufen kann. T sagt zu K zu Beginn der Sitzung, dass ihn das immer wieder ärgert und er deshalb erst einmal darüber sprechen möchte, wie die zeitlichen Verabredungen besser gestaltet werden könnten.

   d) Therapeut T hört Klient K aufmerksam zu, der von seiner Angst vor großem Publikum zu sprechen, berichtet. T hat hierzu aus dem Bereich der Akzeptanz- und Commitment-Therapie interessante Lösungsansätze, zu denen er dem Klienten intensiv berät.

3. **Welche der folgenden Aussagen lässt sich am ehesten aus dem Text ableiten?**
   a) Der nondirektive Führungsstil ist dem direktiven Führungsstil in Unternehmen grundsätzlich überlegen.
   b) Der nondirekte Führungsstil trägt dazu bei, dass Menschen mehr mit intrinsischer Motivation bei der Arbeit sind.
   c) Bei den Führungstechniken ist der nondirektive Ansatz ein Ansatz unter vielen, der der humanistischen Psychologie entstammt.
   d) Eine offene Diskussionskultur in einem Unternehmen oder in einer Organisation bedingt eine nondirektive Führungskultur.

4. **Welche der folgenden Aussagen lässt sich am ehesten aus dem Text ableiten?**
   a) Der personenzentrierte Ansatz von Carl Rogers lässt sich von seinen Grundprinzipen auch auf eine Unternehmenskultur übertragen, wo sie insbesondere Innovationen und Kreativität der Mitarbeiter unterstützt.
   b) Carl R. Rogers greift mit seinem personenzentrierten Ansatz die Paradigmen des Existenzialismus auf und setzt sie in einem pragmatischen Therapieansatz konsequent um.
   c) Carl R. Rogers entstammt der philosophischen Richtung der Existenzialisten und hat damit die humanistische Psychologie bereichert.
   d) Der Existenzialismus ist eine philosophische Strömung innerhalb der humanistischen Psychologie.

5. **Welche Empfehlung an einen Therapeuten trifft am besten auf den personenzentrierten Ansatz von Carl R. Rogers zu?**
   a) Der Therapeut soll die Lösung des Problems vom Klienten erarbeiten lassen.
   b) Der Therapeut hört dem Klienten intensiv zu, ohne ihn zu sehr zu lenken oder zu beraten.
   c) Der Klient therapiert sich selbst.
   d) Keiner weiß besser, was ihm guttut und für ihn notwendig ist, als der Betroffene selbst.

4. Schlussfolgerndes Denken verbal

4.1 Lernhinweise und Tipps für diesen Bereich

Das verbale Schlussfolgern gehört zu den anspruchsvolleren Bereichen des Tests, da die Aufgaben manchmal ganz schön „tricky" sein können.

Powerlerner-Tipp:
Diesen Bereich solltest du besonders gut üben.

In den Aufgaben zum verbalen Schlussfolgern sind zunächst mehrere Aussagen angegeben, die fiktive Handlungen oder Zustände beschreiben. Diese Aussagen können nun auf unterschiedliche Arten miteinander verknüpft werden, zur Auswahl stehen drei grundlegende Möglichkeiten:

und	Karl studiert Psychologie und Tina macht eine Ausbildung.
	➜ Beide Handlungen treffen zu.
oder	Karl studiert Psychologie oder Tina macht eine Ausbildung.
	➜ Mindestens eine der beiden Handlungen trifft zu, es können aber auch beide zutreffen.
...genau dann, wenn...	Karl studiert Psychologie genau dann, wenn Tina eine Ausbildung macht.
	➜ Es ist unmöglich, dass nur eine der beiden Handlungen allein auftritt. Beide Handlungen treten gemeinsam auf oder keine von beiden.

Beim verbalen Schlussfolgern geht es darum, logische Schlussfolgerungen aus gegebenen Aussagen zu ziehen. Zusatzinformationen der Texte können oft verwirren, jedoch kommt die Logik hinter dem Schlussfolgern auf fünf zentrale Elemente an:

- und
- oder
- genau dann, wenn....
- zutreffend (verbindliche Aussage)
- nicht zutreffend (verbindliche Aussage)

Das Element **„wenn"** beschreibt eine Abhängigkeit, z.B.
Genau dann, wenn Max Kuchen isst, isst Lina Muffins.

Lina isst nur Muffins, wenn Max Kuchen isst und ist somit von Max Zustand abhängig.

Das Element *„oder"* beschreibt eine beidseitige Abhängigkeit:
Lina mag Muffins oder Max mag Kuchen.
Hier kann eine der beiden Aussagen zutreffen. Wenn Max also Kuchen mag, kann auch Lina Muffins mögen und umgekehrt.

Die letzten beiden Elemente geben grundlegende Informationen zu dem Sachverhalt.
z. B Max mag Kuchen.
Diese Information ist notwendig, um auf weitere Infos schließen zu können.

Ein Gesamtbeispiel:
Lina mag Kuchen.
Max mag Muffins und Lina mag Kuchen.
Genau dann, wenn Max Muffins mag, mag Kurt Kaffee.

- A) **Kurt mag Kaffee (richtig).**
- B) **Lina mag keinen Kuchen.**
- C) **Kurt mach Muffins.**

Nähere Erläuterungen findest du auch hier:

4.2 Aufgaben zum Test-Training

Aufgabe 1:
Schaf Arnold wird genau dann geschoren, wenn es draußen warm ist.
Draußen ist es warm und Oma hat gekocht.
Oma hat nicht gekocht.

A) Schaf Arnold wird nicht geschoren.
B) Schaf Arnold wird geschoren und draußen ist es kalt.
C) Oma hat gekocht und draußen ist es warm.
D) Schaf Arnold wird geschoren.

Aufgabe 2:
Eichhörnchen Hanna sammelt im Sommer Walnüsse und im Winter Haselnüsse.
Es ist genau dann Winter, wenn Hase Peter schläft.
Hase Peter schläft und Bauer Gert mäht nicht den Rasen.
Bauer Gert mäht den Rasen.

A) Bauer Gert mäht nicht den Rasen.
B) Es ist Sommer und Hanna sammelt Walnüsse.
C) Hase Peter schläft und Hanna sammelt Haselnüsse.
D) Hase Peter schläft nicht und Hanna sammelt Walnüsse.

Aufgabe 3:
T-Rex Tom ist genau dann Vegetarier, wenn Hase Peter kein Fleisch isst.
Hase Peter isst genau dann Fleisch, wenn Oma kocht.
Oma kocht und Nachbar Manfred kocht.
Nachbar Manfred kocht, wenn Tante Gerda keine Blumen gießt.
Tante Gerda gießt Blumen.

A) Tante Gerda gießt Blumen und Hase Peter isst Fleisch.
B) Tante Gerda gießt Blumen und T-Rex Tom isst Fleisch.
C) T-Rex Tom ist Vegetarier.
D) Oma kocht und Tante Gerda gießt keine Blumen.

Aufgabe 4:

Jan Kurt verkauft Salz oder Pfeffer.

Genau dann, wenn Tante Gerda Pfefferkuchen backt, verkauft Jan Kurt Pfeffer.

Tante Gerda backt keinen Pfefferkuchen oder Hans versalzt sein Essen nicht.

Hans versalzt sein Essen.

A) Tante Gerda backt Pfefferkuchen und Jan Kurt verkauft Salz.

B) Tante Gerda backt keinen Pfefferkuchen.

C) Tante Gerda backt Pfefferkuchen und Hans versalzt sein Essen nicht.

D) Jan Kurt verkauft Salz.

Aufgabe 5:

Fuchs Willi frisst Ente Gustav genau dann, wenn Wolf Herbert Fuchs Willi verschont.

Simon backt Brot.

Ente Gustav frisst genau dann Simons Körner, wenn Fuchs Willi Ente Gustav verschont.

Simon backt kein Brot, wenn Ente Gustav seine Körner frisst.

A) Ente Gustav wird verschont und Fuchs Willi wird gefressen.

B) Fuchs Willi wird verschont.

C) Fuchs Willi frisst Körner.

D) Simon backt kein Brot.

Aufgabe 6:

Carolin und Bernd kommen zu spät zur Schule, genau dann, wenn Zug A zu spät ist.

Zug A verspätet sich genau dann nicht, wenn Zug B oder Zug C Verspätung haben.

Zug B und Zug C sind pünktlich da.

Michael verspätet sich, wenn Zug A pünktlich ist.

A) Carolin, Michael und Bernd kommen rechtzeitig.

B) Carolin und Bernd kommen zu spät.

C) Michael kommt rechtzeitig, Zug A ist pünktlich.

D) Nur Carolin und Bernd kommen rechtzeitig zur Schule.

Aufgabe 7:

Regnet es viel, kann Kaktus Kurt nicht wachsen.

Regnet es wenig, kann Blume Babett nicht wachsen.

Wenn Blume Babett nicht wächst, bekommt Biene Barbara keinen Honig.

Bekommt Biene Barbara keinen Honig, dann bekommt Tom kein Honigbrot.

Es regnet viel.

A) Tom bekommt kein Honigbrot und Kaktus Kurt wächst nicht.

B) Biene Barbara bekommt Honig und Kaktus Kurt wächst.

C) Alle Pflanzen wachsen und Tom bekommt sein Honigbrot.

D) Biene Barbara bekommt Honig und Tom sein Honigbrot. .

Aufgabe 8:

Tom mag Karate oder Luis mag Kickboxen nicht.

Luis mag Kickboxen, wenn Sabrina nicht gerne reitet.

Tim ist arbeitslos.

Sabrina reitet gerne, wenn Tom Karate nicht mag.

Tom mag Karate; wenn Tim im Kino arbeitet.

A) Tom mag Karate nicht und Luis mag Kickboxen nicht.

B) Sabrina reitet nicht gerne und Tom mag Karate.

C) Luis mag Kickboxen nicht.

D) Tim arbeitet nicht im Kino und Tom mag Karate.

Aufgabe 9:

Wenn Luis ein rotes T-Shirt trägt, trägt Luisa ein blaues Kleid.

Luis trägt kein rotes T-Shirt, wenn Alex nicht rechtzeitig in der Schule ist.

Tom trägt genau dann Sandalen, wenn Alex rechtzeitig in der Schule ist.

Peter mag Orangensaft.

Alex ist rechtzeitig in der Schule und Peter mag Orangensaft.

A) Alex ist rechtzeitig in der Schule und Luis trägt ein rotes T-Shirt.

B) Luisa trägt ein blaues Kleid.

C) Tom trägt Sandalen und Luis trägt ein rotes T-Shirt

D) Peter mag Orangensaft und Luisa trägt kein blaues Kleid.

Aufgabe 10:
Edeka verkauft genau dann Birnen, wenn Lidl keine Birnen verkauft.
Rewe verkauft Äpfel.
Lidl verkauft Birnen oder Norma verkauft Pflaumen.
Rewe verkauft Äpfel und Norma verkauft keine Pflaumen.

A) Edeka verkauft keine Birnen.

B) Lidl verkauft keine Birnen.

C) Norma verkauft Pflaumen und Edeka verkauft Birnen.

D) Rewe verkauft keine Äpfel.

Aufgabe 11:
Schleußtor A ist nur offen, wenn Schleußtor B und C geschlossen sind.
Schleußtor B ist nur dann genau offen, wenn Schiff Medusa einfährt.
Schiff Medusa fährt ein oder Schleußtor A ist offen.
Schleußtor C ist nur offen, wenn Schiff Arnold nicht einfährt.
Schiff Arnold fährt ein, wenn Schiff Medusa nicht einfährt.
Schiff Arnold fährt nicht ein.

A) Schleußtor A ist geschlossen, Schiff Medusa fährt ein.

B) Schleußtor A ist als einziges Tor geöffnet.

C) Schiff Medusa fährt ein und Schleußtor C ist geschlossen.

D) Schleußtor B und C sind offen.

Aufgabe 12:
In einem Stromkreis gibt es 5 Lampen.
Lampe 1 kann nur brennen, wenn Lampe 3 brennt und umgekehrt.
Lampe 5 kann nur brennen, wenn alle anderen Lampen aus sind.
Lampe 4 brennt nur, wenn Lampe 2 brennt und umgekehrt.
Lampe 3 brennt und Lampe 2 brennt nicht oder umgekehrt.
Lampe 1 brennt nicht.

A) Lampe 5 brennt.

B) Alle Lampen brennen, außer Lampe 5 brennt.

C) Lampen 2 und 4 brennen.

D) Lampen 1 und 3 brennen.

Aufgabe 13:

Alltag im Restaurant:

Köchin Kasia kann Pommes machen, wenn Koch Kurt Kartoffeln geschnitten hat.

Koch Kurt schneidet Kartoffeln, wenn Bauer Bernd Gemüse geliefert hat.

Metzger Martin liefert Schnitzel.

Bauer Bernd liefert nur Gemüse, wenn Metzger Martin kein Schnitzel geliefert hat.

Wenn Metzger Martin Schnitzel geliefert hat, gibt es am Abend Fleisch.

A) Köchin Kasia macht Pommes, am Abend gibt es Fleisch.

B) Bauer Bernd liefert Gemüse, Köchin Kasia kann keine Pommes machen.

C) Am Abend gibt es Fleisch, Kurt schneidet keine Kartoffeln.

D) Es gibt kein Fleisch zum Abend und Köchin Kasia kann keine Pommes machen.

Aufgabe 14:

Chaos bei der Bahn:

Zug A kommt nur rechtzeitig, wenn Zug B sich verspätet.

Lokführer Kevin verschläft.

Gleis 1 ist nicht intakt, wenn Zug A rechtzeitig kommt.

Zug B verspätet sich, wenn Lokführer Kevin verschläft.

Wenn Gleis 1 intakt ist, kann Zug C fahren.

A) Zug A kommt zu spät.

B) Zug C kann fahren und Zug B ist rechtzeitig da.

C) Gleis 1 ist intakt und Zug B ist zu spät.

D) Zug C kann nicht fahren.

Aufgabe 15:

Jonas, Frank und Martha wollen in den Pool.

Jonas badet nur, wenn der Pool warm ist.

Wenn Jonas badet, badet Martha nicht.

Jonas badet oder Martha badet.

Wenn Martha badet, badet Frank.

Martha badet nicht.

A) Der Pool ist warm.

B) Jonas badet nicht.

C) Frank und Jonas baden.

D) Der Pool ist warm und Frank badet.

Aufgabe 16:

Merlin spielt gerne Schach, wenn Franz Kniffel mag.

Franz mag Kniffel oder Selina hasst Tennis.

Timo mag Tennis nicht.

Selina hasst Tennis und Bernd mag Autos.

Bernd mag Autos, wenn Timo Tennis mag.

A) Merlin spielt nicht gerne Schach.

B) Merlin mag Schach und Franz mag Kniffel.

C) Selina hasst Tennis und Bernd mag Autos.

D) Selina hasst Tennis und Franz mag Kniffel.

Aufgabe 17:

Lisa mag Tomaten und Helga mag Tomaten nicht.

Es ist kalt.

Tom mag Gurken, wenn Lisa Tomaten mag.

Helga mag Tomaten genau dann, wenn es warm ist.

A) Helga mag Tomaten nicht und Tom mag Gurken.

B) Lisa mag Tomaten und Helga mag Tomaten.

C) Tom mag Gurken nicht.

D) Es ist kalt und Lisa mag Gurken.

Aufgabe 18:

Seehund Sebastian mag Fische und Robbe Robin mag Garnelen.

Robbe Robin mag Garnelen oder Eisbär Emil mag Eis.

Die See ist ruhig.

Wenn die See stürmisch ist, mag Möwe Moritz Garnelen.

Wenn Möwe Moritz Garnelen mag, mag Eisbär Emil Eis.

A) Seehund Sebastian hasst Fische.

B) Eisbär Emil mag Eis und Robbe Robin hasst Garnelen.

C) Möwe Moritz mag Garnelen und Eisbär Emil hasst Eis.

D) Robbe Robin mag Garnelen und Eisbär Emil hasst Eis.

Aufgabe 19:

Genau dann, wenn die Sonne scheint, zwitschern die Vögel.
Die Sonne scheint und es regnet.
Es regnet nicht.
Die Vögel zwitschern oder der Mond scheint.

A) Der Mond scheint.

B) Die Sonne scheint.

C) Die Vögel zwitschern.

D) Die Antwort lässt sich aus dem Text nicht logisch ermitteln.

Aufgabe 20:

Lisa sagt Nein, wenn Leon Ja sagt.
Leon sagt genau dann Ja, wenn Lisa Ja sagt.
Lisa sagt Ja.

A) Lisa sagt Ja.

B) Lisa sagt Nein

C) Leon sagt Ja.

D) Die Antwort lässt sich durch Logik nicht ermitteln.

5. Psychologieverständnis in Englisch

5.1 Lernhinweise und Tipps für diesen Bereich

Im Prinzip gilt hier das gleiche wie bereits im Kapitel 3 für Psychologieverständnis Deutsch besprochen. Allerdings besteht nun die zusätzliche Schwierigkeit, dass es sich um englische, fachsprachliche Texte handelt. Du musst dir also ein Basisvokabular der Fachsprache erarbeiten, was wohl über deine normalen Abiturkenntnisse hinausgehen wird.

Powerlerner-Tipp:
„Netflix und chill" mit englischsprachigen Filmen wird dir als Vorbereitung leider nicht viel bringen. Besser ist es nach dem Training in diesem Buch weitere englische Fachtexte zur Psychologie zu recherchieren und dir eine Vokabelliste mit den häufigsten Fachbegriffen anzulegen.

5.1.1 Lesetechniken für das Test-Training

Es gibt verschiedene Lesetechniken, die beim Lesen englischer und fremdsprachiger Texte hilfreich sein können. Hier sind einige Vorschläge:

Scannen: Diese Technik ist hilfreich, wenn du schnell nach bestimmten Informationen suchen möchtest. Suche nach Schlüsselwörtern, Überschriften oder Fettdruck, um schnell relevante Informationen zu finden.

Skimming: Diese Technik eignet sich gut, um schnell den Hauptinhalt eines Textes zu erfassen. Lese die Überschriften, Untertitel und den ersten Satz jedes Absatzes, um einen schnellen Überblick über den Text zu erhalten.

Intensives Lesen: Wenn du detaillierteres Verständnis des Textes benötigst, um eine bestimmte Multiple-Choice-Aufgabe lösen zu können, solltest du bestimmte Passagen intensiv lesen. Lese hier langsam, um sicherzustellen, dass du jedes Wort verstehst. Markiere dabei wichtige Informationen, um später darauf zurückzugreifen.

Vokabeln im Kontext lernen: Wenn du Schwierigkeiten mit der englischen Sprache hast und dir englische Texte generell schwerfallen, kommst du nicht daran vorbei, Vokabeln zu pauken. Während des Tests: Um unbekannte Wörter zu verstehen, lies den Satz oder Absatz, in dem das Wort vorkommt, um den Kontext zu verstehen. Dies hilft dir, die Bedeutung des Wortes zu erraten und erleichtert das Lernen neuer Wörter.

Powerlerner-Tipp:
Erstelle während deiner Textvorbereitung eine Vokabelliste zu englischem Fachvokabular für Psychologie. Lese dabei vielerlei Texte und baue dir damit

---

Textverständnis und Wortschatz auf. Auf www.powerlerner.de findest du nochmal eine Empfehlung von eigenen Materialien sowie Verlinkungen zu passenden englischen wissenschaftlichen Aufsätzen.

5.2 Aufgaben zum Test-Training

5.2.1 Test-Text: Principles of Psychology

Text:	Notizen:
William James is considered one of the founding fathers of modern psychology and his book, "The Principles of Psychology," is considered a classic in the field. In this book, James covered a wide range of topics in psychology, including experimental psychology. Here are some key principles that James wrote about in relation to experimental psychology:	
→ Introspection: James believed that introspection, or the process of looking inward to examine one's own thoughts and experiences, was an important tool for experimental psychology. He believed that introspection could be used to study the nature of consciousness and the workings of the mind.	
→ Attention: James believed that attention was a key factor in determining what we perceive and remember. He believed that	

attention was a limited resource and that we could only attend to a limited amount of information at any given time.

→ *Association: James believed that our experiences are linked together through the process of association. He believed that when two things are experienced together, they become associated in the mind, so that when one is experienced again, it triggers the memory of the other.*

→ *Habit: James believed that our behavior is largely determined by habits that we have formed over time. He believed that habits are formed through repetition and that they can be changed through conscious effort.*

→ *Emotion: James believed that emotions are an important part of the human experience and that they can influence our behavior and cognition. He believed that emotions are a complex interplay between physiological responses and cognitive appraisal.*

→ *Will: James believed that the will, or the ability to choose our own actions, was an important aspect of human psychology. He believed that our choices were influenced by our desires, beliefs, and values.*

Overall, James believed that experimental psychology could help us to better understand the workings of the human mind and behavior. He believed that by studying these topics, we could improve our lives and the lives of others.

1. Which statement can be concluded from the text?

  a) William James is the founder of psychology.

  b) His book „The Principles of Psychology" focuses on experimental psychology.

  c) In his book „The Principles of Psychology" William James described some of the key priniciples of experimental psychology.

  d) Will James worked on his patients mind and behavior with experimental psychology.

2. Which of the following principles are not related to experimental psychology?

  a) association

  b) attention

  c) repetition

  d) habit

5.2.2 Test-Text: Learning theories

Text:	Notizen:
Learning theories are theoretical frameworks that attempt to explain how humans and other animals learn, retain, and apply knowledge. Three of the most influential learning theories are behaviorism, cognitivism and constructivism. *1. Behaviorism: Behaviorism is a learning theory that emphasizes the role of external stimuli and rewards/punishments in shaping behavior. It is based on the idea that all behavior is learned through conditioning, which can be achieved through reinforcement (strengthening a behavior by providing a reward) or punishment (weakening a behavior by providing a negative consequence). The most famous behaviorist was B.F. Skinner, who conducted experiments on animals and humans to study the effects of reinforcement and punishment on behavior.* *2. Cognitivism: Cognitivism is a learning theory that emphasizes the role of mental processes, such as perception, attention, memory, and problem-solving, in shaping behavior. It is based on the idea that*	

learners actively construct their own knowledge and understanding of the world by processing information through mental structures like schemas and mental models. Cognitive theorists, such as Jean Piaget and Lev Vygotsky, believed that learners must be actively engaged in the learning process to be successful.

3. Constructivism: Constructivism is a learning theory that emphasizes the active role of the learner in the process of constructing knowledge and understanding of the world. It is based on the idea that learners construct their own knowledge through their experiences, interactions with others, and reflection on those experiences. Constructivists believe that learning is a dynamic, complex, and individualized process that is influenced by the learner's background, interests and prior knowledge. They also believe that learners must be actively engaged in the learning process to be successful.

Overall, these three learning theories have influenced the field of education and have been used to design instructional strategies and curricula. While each theory has its strengths and weaknesses, they all contribute to our understanding of how humans and other animals learn and can help us design more effective learning experiences.

1. Which statement can be concluded from the text?
  a) The three learning theories improve the learning skills of students.
  b) The learning theories in psychologie try to explain how species learn and adapt their behavior. (correct).
  c) The learning process is mainly a process of stimulus and response.
  d) The cognitive process is a mental process based on the process of reinforcement and punishment.

2. Which of the following situations in classrooms correspond with the learning theory of behaviorism?
  a) The pupils reflect on how well they solved a problem in a group-work.
  b) The pupils who haven´t done their homework get some extra work.
  c) The pupils, who study a lot, normally have good marks in their subjects.
  d) The behavior of students has improved since they know why the subject is so important.

3. Which statement can be concluded from the text?
  a) Cognitivism needs active learners.
  b) Cognitivism means that the learners need to be actively involved in the learning process.
  c) Problem-solving is part of a cognitive learning process.
  d) Cognitivism means that learning is an indivualized process with the focus on the interaction with others.

4. Which statement can be concluded from the text?
  a) It has been proven that constructivism is by far the best learning theory.
  b) Constructivism in contrast to cognitivism regards the learning process as a mental process in which learners actively construct their knowledge.
  c) In Cognitivism the learner generates his knowledge by processing information through mental models.
  d) Constructivism focuses on problem-solving and construction of the learning process.

5.2.3 Test-Text: Empirical psychology

Text:	Notizen:
Empirical psychology is a field of psychology that emphasizes the use of scientific methods, such as observation and experimentation, to understand human behavior and mental processes. Empirical psychologists use data and evidence to develop theories about the causes of behavior and to test those theories through systematic research. *The foundations of empirical psychology are rooted in the scientific method. Empirical psychologists follow a set of principles and procedures that are designed to ensure that their research is objective, reliable, and valid. These principles include:* *Falsifiability: Empirical psychology requires that theories and hypotheses be testable and falsifiable, meaning that they can be proven false if contradictory evidence is found.* *Replicability: Empirical psychologists strive to design studies that can be replicated by other researchers to confirm the validity of their findings.* *Objectivity: Empirical psychologists strive to eliminate personal biases and subjective interpretations from their research by using objective measures and standardized procedures.* *Control: Empirical psychologists use control groups and experimental designs to minimize the effects of extraneous variables and to isolate the effects of the variables of interest.* *Theories in empirical psychology are based on empirical evidence and are subject to revision and refinement as new evidence emerges. Theories are used to explain and predict behavior and to guide research in specific areas of psychology.* *Some prominent theories in empirical psychology include:* *Social learning theory: This theory proposes that behavior is learned through observation and imitation of others.*	

Cognitive theory: This theory proposes that behavior is influenced by internal mental processes, such as attention, perception and memory. Psychoanalytic theory: This theory proposes that behavior is influenced by unconscious thoughts, feelings and desires. Overall, the foundations of empirical psychology emphasize the use of scientific methods and objective evidence to understand human behavior and mental processes. Theories in empirical psychology are based on evidence and are subject to revision as new evidence emerges.	

1. Which statement can be concluded from the text?

a) Empirical psychology uses the methods of experimentation and observations to comprehend the human brain.
b) Empirical psychology is part of the experimental psychology.
c) Empirical psychology follows the principles described by William James.
d) Empirical psychology uses a scientific data-based approach to test and verify psychological theories.

2. Which of the following principles is not part of the set of principles of empirical psychology?

a) Falsifiability
b) Replicability
c) Responsibility
d) Control

3. Which statement can be concluded from the text?

a) Falsifiability means that the test results are evaluated in a correct mathematical way.
b) Objectivity means that no subjective interpretations influence the conclusions taken from the research results.
c) Replicabililty means that the design of the empirical studies have to be replaceable.
d) Control means that control groups are used to focus on the variables of interest.

4. Which statement can be concluded from the text?

a) Cognitive theory contains the idea that the human behavior is controled by mental processes.

b) Psychoanalytic theory proposes the idea that the human behavior is mainly influenced by emotions.

c) Social learning theory means that social behavior is learned in groups by intimitation.

d) Theories of experimental psychology are based on empirical evidence.

6. Mathematikkenntnisse

6.1 Lernhinweise und Tipps für diesen Bereich

Im Bereich Mathematik werden Multiple-Choice-Aufgaben gestellt zu:

- **Algebra / Analytische Geometrie:**
  (linearen Gleichungssystemen, Matrizenrechnung, Vektorrechnung, etc.)
- **Analysis:**
  (Funktionsrechnung, Exponentialfunktionen, Logarithmusfunktionen, Ableitungsregeln, Differenzialrechnung, Integralrechnung)
- **Stochastik:**
  (Zufallsexperimente und -variablen, Verteilungen und Kombinatorik)

Powerlerner-Tipp:
Abiturvorbereitungsbücher geben dir zum Stoff dieser Lehrgebiete auch einen guten Überblick. Die Aufgaben sind jedoch nicht so problemorientiert, wie in den Abituraufgaben, gestellt.

Auf **www.powerlerner.de** findest du für Mathe noch hilfreiche Links.

Hier sind Notizen und Nebenrechnungen erlaubt, für die 20 Matheaufgaben hast du 25 Minuten Zeit.

Es werden in der Regel keine komplexen Aufgaben gestellt, sondern eher solche, wo du die mathematischen Regeln des jeweiligen Themengebietes zügig anwenden kannst.

Powerlerner-Tipp:

Dringend Abi-Stoff ab Klasse 11 pauken, keine zu tiefgehende Problemstellungen, sondern lieber der Gesamtüberblick zu den mathematischen Regeln und Gesetzen (z.B. Ableitungsregeln, Vektorrechnungsregeln etc.)

6.2 Aufgaben zum Test-Training

1. Addiere folgende Vektoren:

(3|4|2)   (4|8|1)

Das Ergebnis ist

a) (7|12|3)

b) (9|3|4)

c) (7|11|4)

e) (7|12|1)

Hinweis: Falls dir die Lösung dieser Aufgabe schwerfällt, bitte wiederholen: „Vektorrechnung Addition".

53

2. Subtrahiere folgende Vektoren:

(9|5|3)   (2|1|7)

Das Ergebnis ist:

a) (3|6|4)

b) (7|4|-4)

c) (11|6|2)

d) (12|5|2)

Hinweis: Falls dir die Lösung dieser Aufgabe schwerfällt, bitte wiederholen: „Vektorrechnung Subtraktion".

3. Multipliziere folgende Vektoren:

(3|8|4)   (4|1|7)

Das Ergebnis ist:

a) (52|-5|-29)

b) (24|12|14)

c) (12|8|28)

d)(1|2|3)

Hinweis: Falls dir die Lösung dieser Aufgabe schwerfällt, bitte wiederholen: „Vektorrechnung Multiplikation".

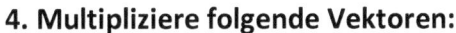
4. Multipliziere folgende Vektoren:

(12|9|8)   (3|3|2)

Das Ergebnis ist:

a) (36|27|16)

b) (6|0|-9)

c) (12|14|-4)

d) (36|27|-16)

Hinweis: Falls dir die Lösung dieser Aufgabe schwerfällt, bitte wiederholen: „Vektorrechnung Multiplikation".

5. Welche Umformungen wären nach Regeln der binomischen Formeln für folgenden Term richtig?

$$(2a + b)^2$$

a) $4a^2 + 4ab + b^2$

b) $2a^2 + 4ab + 2b^2$

c) $4a^2 + 2b^2$

d) $2a^2 + 4ab + 2b^2$

Hinweis: Falls dir die Lösung dieser Aufgabe schwerfällt, bitte wiederholen: „Analysis: Binomische Formeln".

6. Welche Umformungen wären nach Regeln der binomischen Formeln für folgenden Term richtig?

$$16a^2 + 16ab + 4b^2$$

a) $(a + b)^2$

b) $(4a + 2b)^2$

c) $(2a + b)^2$

d) $(4a + 1/2b)^2$

Hinweis: Falls dir die Lösung dieser Aufgabe schwerfällt, bitte wiederholen: „Analysis: Binomische Formeln".

7. Welche Umformungen wären nach Regeln der binomischen Formeln für folgende Therme richtig?

$$(2a - 4b)^2$$

a) $4a^2 + 8ab - 16b^2$

b) $4a^2 - 16ab + 16b^2$

c) $-8a^2 + 4ab - 6b^2$

d) $4a^2 - 8ab + 16b^2$

Hinweis: Falls dir die Lösung dieser Aufgabe schwerfällt, bitte wiederholen: „Analysis: Binomische Formeln".

8. Klammere bei folgendem Term aus:

$$2x + xy$$

a) $2(x + y)$

b) $y(2x)$

c) $x(2 + y)$

d) $2(x+xy)$

9. Klammere folgenden Term aus:

$$24ab + 12a^2b-3ab^2$$

a) $4a(6b+2ab-b^2)$

b) $3ab(8+4a-b)$

c) $2ab(12+6a-1,5b)$

d) $6ab(4+2ab-b)$

Hinweis: Falls dir die Lösung dieser Aufgabe schwerfällt, bitte wiederholen: „Algebra: Ausklammern".

10. Klammere bei folgendem Term aus:

$$169a^3b^2+65a^5b^3-26a^4b^2$$

a) $13a^2b^2(13a+5a^2b-2a)$

b) $(13a^2b+8ab-4ab^2)^2$

c) $16ab^2 (7a+7ab^2-2b)$

d) $13a^3b^2(13+5a^2b-2a)$

Hinweis: Falls dir die Lösung dieser Aufgabe schwerfällt, bitte wiederholen: „Algebra: Ausklammern".

11. Bestimme die erste Ableitung folgender Funktion:

$$y = 7x^2 + 3x^3 - x^4$$

a) $y' = 3,5x^3 + 1,5x^4 -0,5x^5$

b) $y' = 14x+6x^2-2x^2$

c) $y' = 14x + 9x^2 - 4x^3$

d) $y' =14x + 6x^2 - 4x$

Hinweis: Falls dir die Lösung dieser Aufgabe schwerfällt, bitte wiederholen: „Algebra: Ausklammern".

12. Bestimme die erste Ableitung folgender Funktionen:

$$y = (2x-5)^2$$

a) $y' = 8x - 20$

b) $y' = 8x-10$

c) $y' = 14x^2 + 20$

d) $y' = 4x - 10$

Hinweis: Falls dir die Lösung dieser Aufgabe schwerfällt, bitte wiederholen: „Analysis: Ableitungsregeln".

13. Bestimme die erste Ableitung folgender Funktion:

$$y = 1/x^6$$

a) $y' = 6/x^5$

b) $y' = 6/x^5$

c) $y' = -6/x^7$

d) $y' = 6/x^7$

Hinweis: Falls dir die Lösung dieser Aufgabe schwerfällt, bitte wiederholen: „Analysis: Ableitungsregeln".

14. Bestimme den x-Achsenabschnitt folgender Funktion:

$$f(x) = 2x^2 + 5x$$

a) $x_1 = -5$, $x_2 = 2,5$

b) $x_1 = -5/2$, $x_2 = 0$

c) $x_1 = -2,5$, $x_2 = 2,5$

d) $x_1 = 0$, $x_2 = 2,5$

Hinweis: Falls dir die Lösung dieser Aufgabe schwerfällt, bitte wiederholen: „Analysis: Achsenabschnitt x und y berechnen".

15. Bestimme den x-Achsenabschnitt folgender Funktion:

$$f(x) = (3x-5)^3$$

    a)   x = 5
    b)   x = 3/5
    c)   x = 0
    d)   x = 5/3

Hinweis: Falls dir die Lösung dieser Aufgabe schwerfällt, bitte wiederholen: „Analysis: Achsenabschnitt x und y berechnen".

16. Welche Ableitungsregeln musst du bei den folgenden Funktionen anwenden?

$$f(x) * g(x)$$

a) Produktregel

b) Quotientenregel

c) Kettenregel

17. Bestimme die Ableitung der folgenden Funktion:

$$f(x) = 3x*e^x$$

    a) $f'(x) = 3e^x + 3x*e$
    b) $f'(x) = 3x^2e^x$
    c) $f'(x) = 3e^x + 3x^2*e^{(x-1)}$
    d) $f'(x) = 3e^x + 3x*e^x$

Hinweis: Falls dir die Lösung dieser Aufgabe schwerfällt, bitte wiederholen: „Analysis: Ableitungsregeln".

18. In einer Urne befinden sich 6 rote, 6 blaue, 6 gelbe, je von 1 bis 6 nummerierte Kugeln.
Berechnen Sie die Wahrscheinlichkeiten für folgende Ziehungen:

„die Kugel ist rot und ihre Nummer ist durch 3 teilbar"

    a) 1/9
    b) 1/18
    c) 1/6
    d) 2/36

19. Die Ergebnisse der zum Studiengang Psychologie zugelassenen Studierenden des letztjährigen BaPsy-Testes an der Hochschule Bergstadt stellen sich folgendermaßen dar:

	männlich	weiblich
>100 Punkte	40	60
<= 100 Punkte	60	90

Wie groß ist die Wahrscheinlichkeit auf einen Studenten oder eine Studentin zu treffen, die mehr als 100 Punkte erzielt hat?

    a) 30 %
    b) 40 %
    c) 50 %
    d) 35 %

20. Die Ergebnisse der zum Studiengang Psychologie zugelassenen Studierenden des letztjährigen BaPsy-Testes an der Hochschule Bergstadt stellen sich folgendermaßen dar:

	männlich	weiblich
>100 Punkte	40	60
<= 100 Punkte	60	90

Wie groß ist die Wahrscheinlichkeit auf einen männlichen Studenten zu treffen, der weniger als 100 Punkte erzielt hat?

    a) 25 %
    b) 16 %
    c) 24 %
    d) 30 %

21. In einer Urne befinden sich 6 rote, 6 blaue, 6 gelbe, je von 1 bis 6 nummerierte Kugeln.

Berechnen Sie die Wahrscheinlichkeiten für folgende Ziehungen:

„die Kugel ist rot oder ihre Nummer ist durch 3 teilbar"

a) 1/2
b) 9/36
c) 10/18
d) 2/3

7. Schlussfolgerndes Denken figural

Die figurale Logik ist der letzte Teil des Studieneingangstests und zumindest nach unserer Meinung der leichteste Teil. Du musst im Hinblick auf die Symbole in einem 9er Feld Muster der Veränderung erkennen, die aus dem mathematischen Bereich entlehnt ist. Wir erklären dir hier die Herangehensweise, du wirst sehen, im Vergleich zu Textverständnis oder Mathe oder auch zur numerischen oder verbalen Schlussfolgerung ist es halb so wild, sollte aber auf jeden Fall trainiert werden.

Powerlerner-Tipp:

Eine gute Idee ist auch, wenn du dir in einer 9-Feldermatrix einmal selbst solche Aufgaben überlegst.

Auch hierzu bieten wir ein Online-Seminar an, wo die Thematik nochmals vertieft werden kann.

7.1 Lernhinweise und Tipps für diesen Bereich

Bei der figuralen Logik musst du anhand der Symbolveränderung in einer 9-Zellen-Matrix, das letzte Feld logisch schlussfolgern. Die Symbole können sich drehen, addieren oder subtrahieren oder eine Schnittmenge bilden.

Zunächst zu den Regeln:

Addition: Die Symbole der ersten und zweiten Zelle werden in der dritten Zelle zusammengefasst (Summe).

 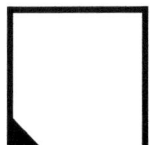 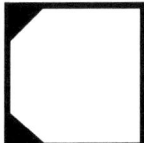

Drehung: Die Symbole werden in oder gegen den Uhrzeigersinn um 90° oder um 45° Grad in jeder Zelle gedreht. Hier 90° Grad („Viertelstunde"):

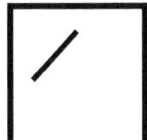 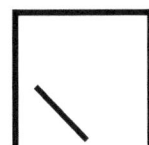 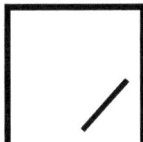

Subtraktion: Von den gleichen Elementen der ersten Zelle werden die symbolgleichen Elemente der zweiten Zelle entfernt, so dass in der dritten Zelle nur noch die verbleibenden Elemente enthalten sind:

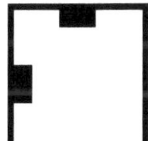 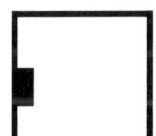 

Einzelkomponentenaddition: Elemente heben einander auf, die in den ersten beiden Zellen vorhanden sind. Die dritte Zelle beinhaltet nur Elemente, die nur in der ersten oder nur in der zweiten Zelle zu finden sind:

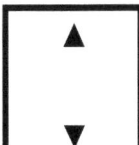 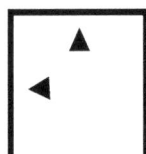 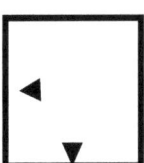

Schnittmenge: In der dritten Zelle befinden sich die Elemente, die in der ersten als auch in der zweiten Zelle an der gleichen Stelle vorhanden sind:

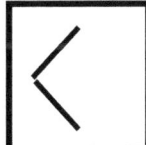  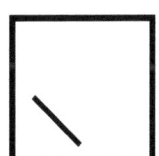

Vollständigkeit: Es muss die gesamte Matrix betrachtet werden und nicht eine einzelne Zelle betrachtet werden. Die figuralen Symbole, die in der ersten und zweiten Zeile enthalten sind, müssen auch in der dritten Zeile abgebildet sein.

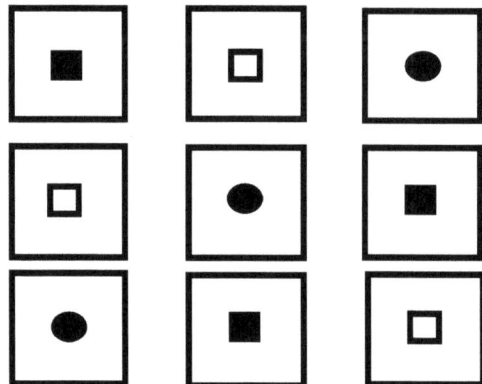

Übungsbeispiel:

Was sind die Elemente der leeren Zelle?

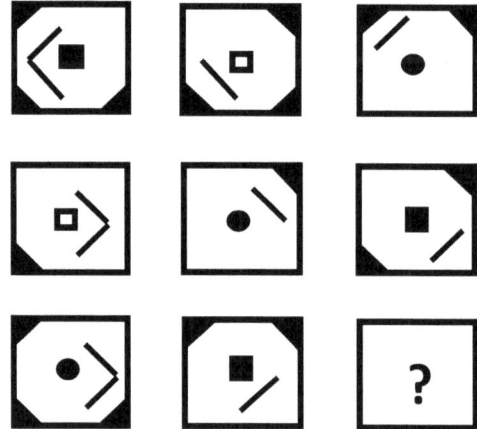

Lösung:

Eck-Dreiecke: Einzelkomponentenaddition

Strich: Subtraktion

Mitte-Symbol: Vollständigkeit

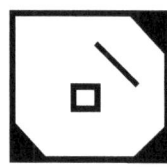

7.2 Aufgaben zum Testtraining

Aufgabe 1:

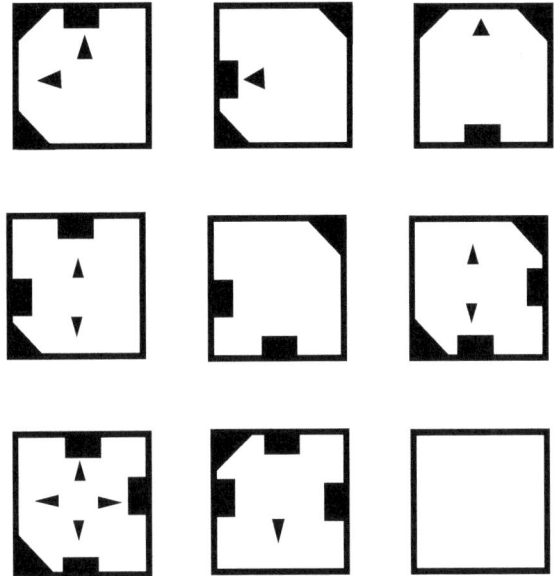

Kreuzen Sie hier bei dem passenden Symbol jeweils die geeignete Position für die letzte Zelle an:

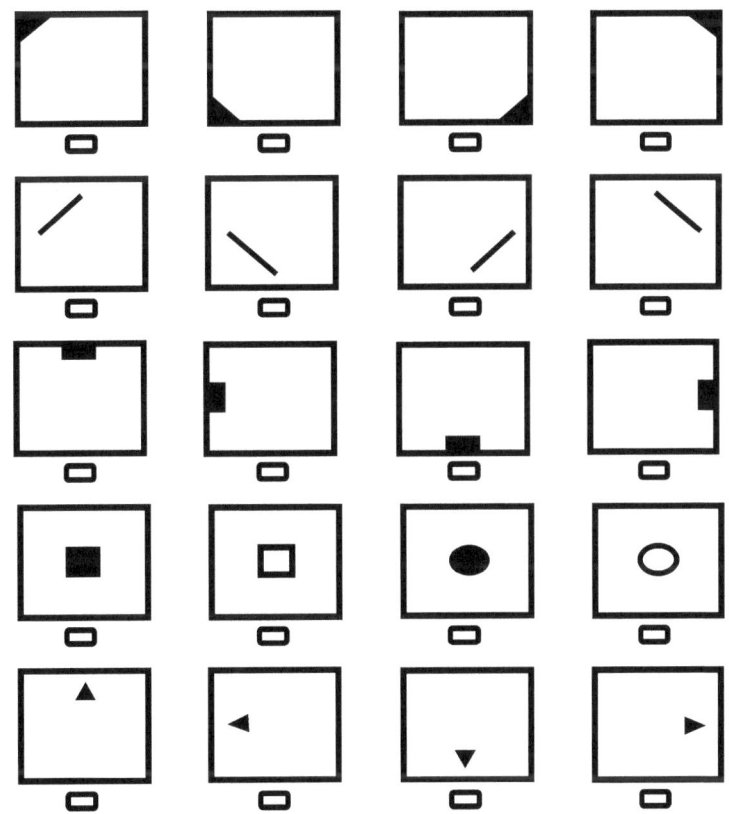

65

Aufgabe 2:

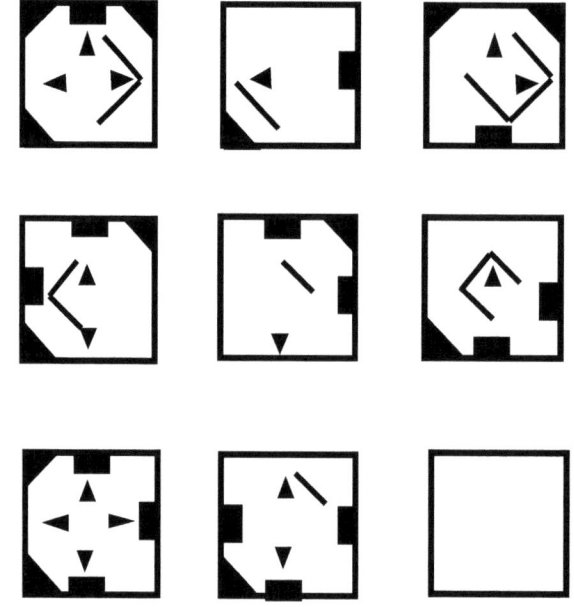

Kreuzen Sie hier bei dem passenden Symbol jeweils die geeignete Position für die letzte Zelle an:

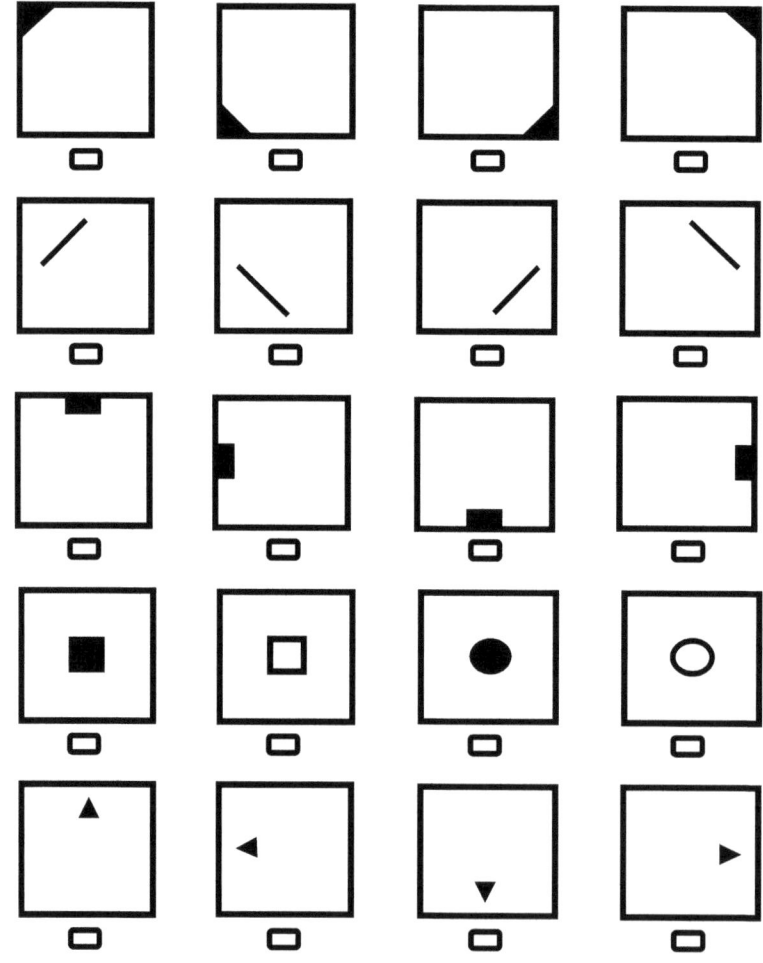

Aufgabe 3:

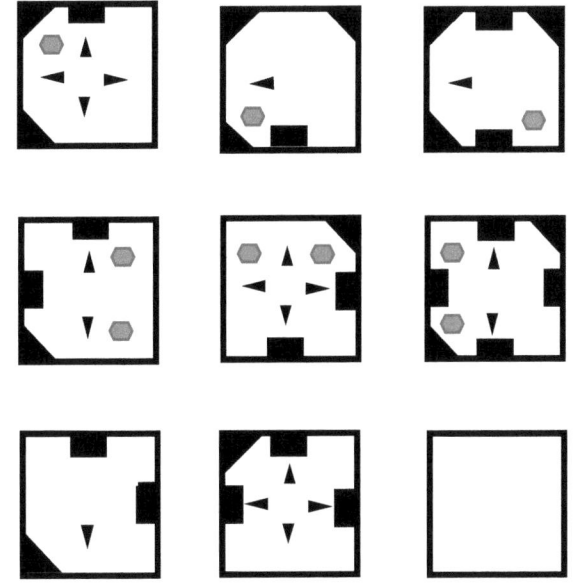

Kreuzen Sie hier bei dem passenden Symbol jeweils die geeignete Position für die letzte Zelle an:

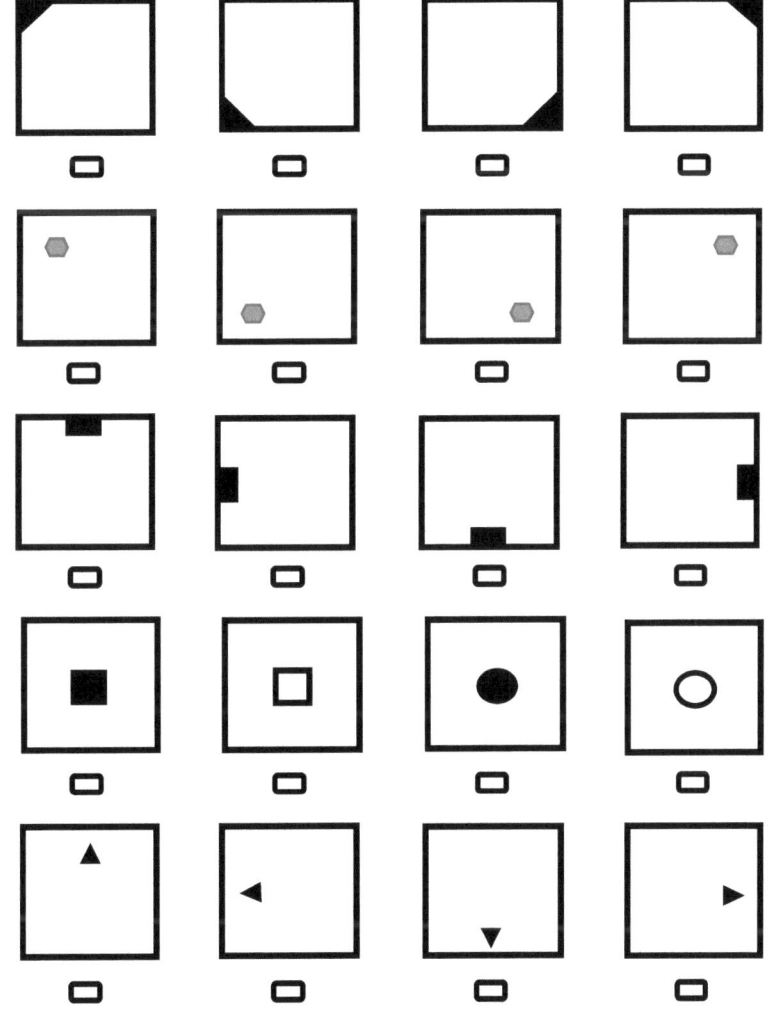

67

Aufgabe 4:

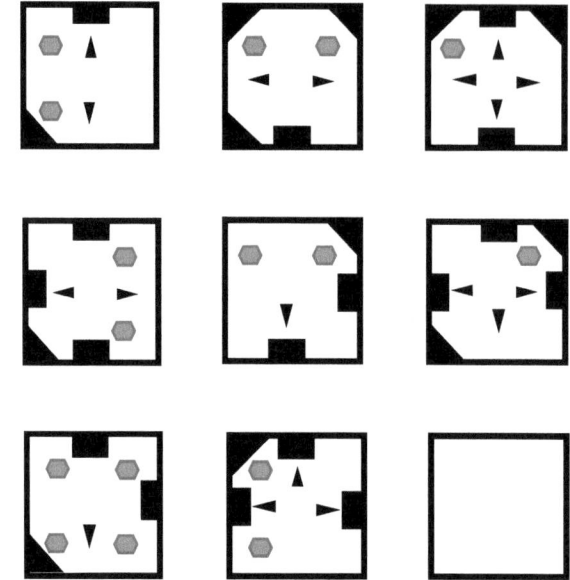

Kreuzen Sie hier bei dem passenden Symbol jeweils die geeignete Position für die letzte Zelle an:

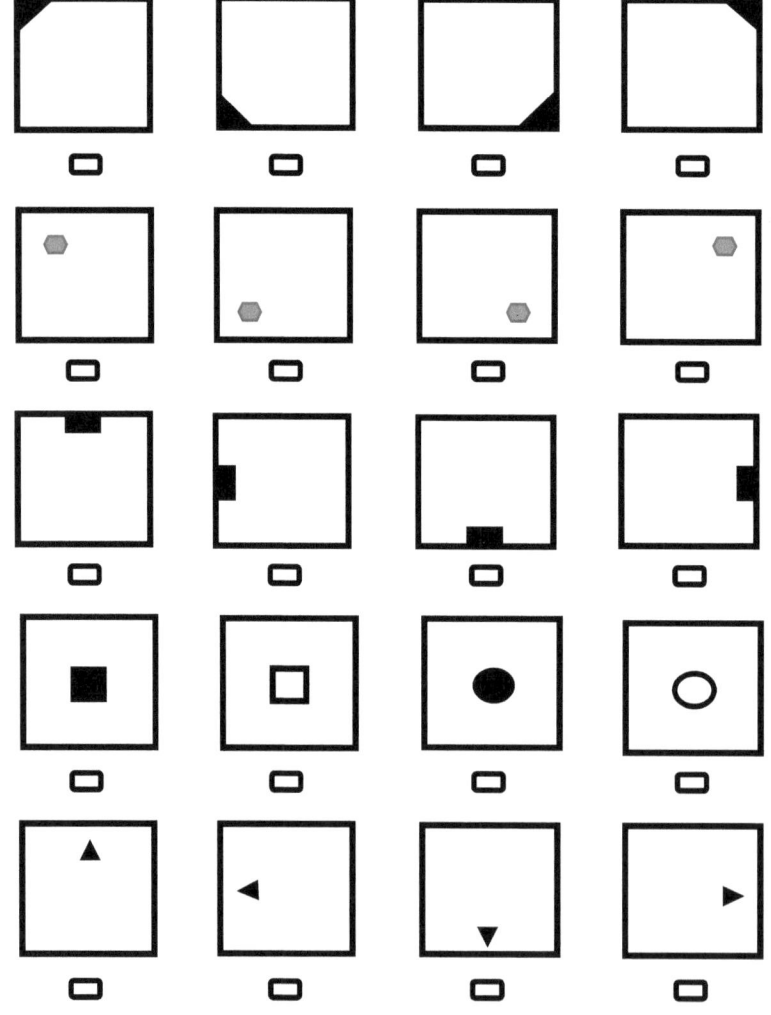

Aufgabe 5:

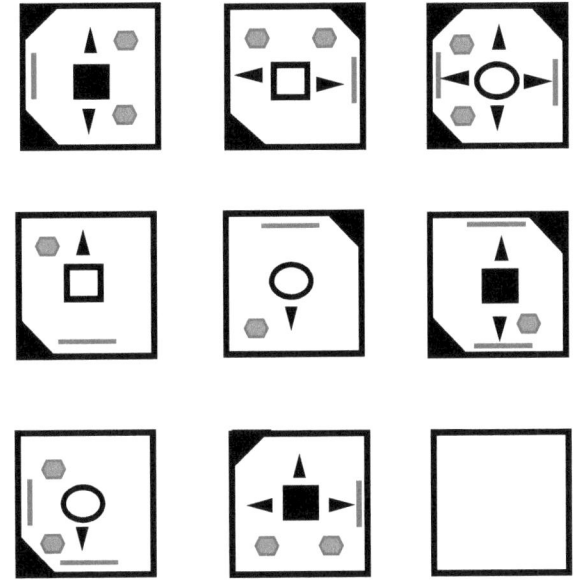

Kreuzen Sie hier bei dem passenden Symbol jeweils die geeignete Position für die letzte Zelle an:

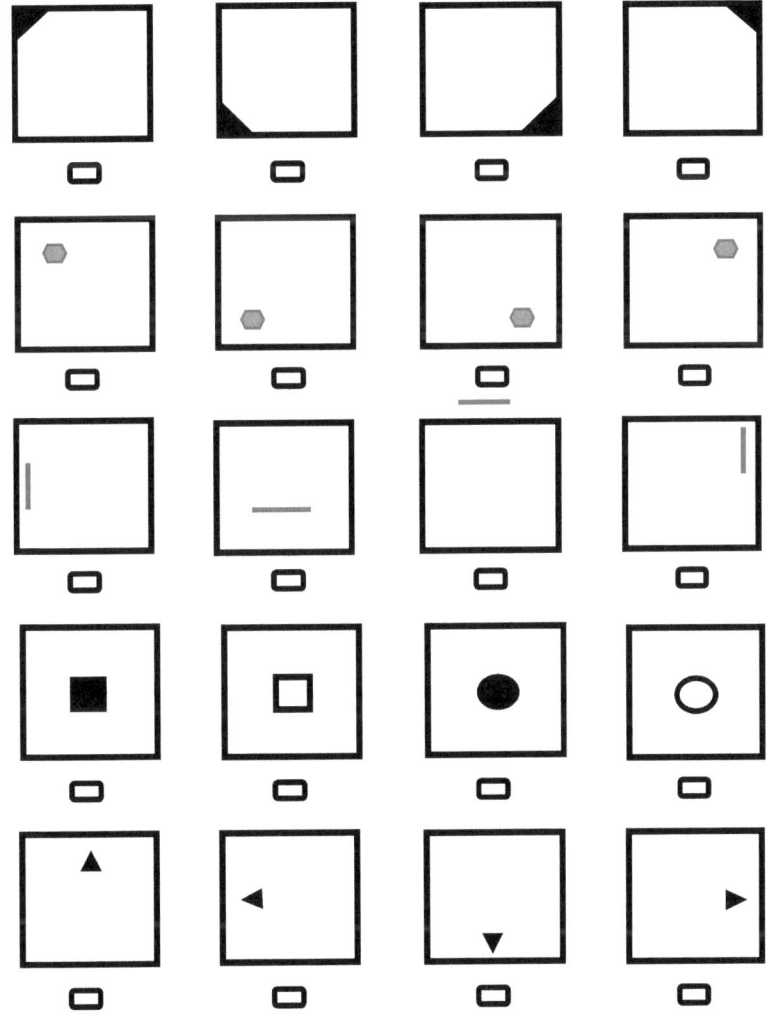

Aufgabe 6:

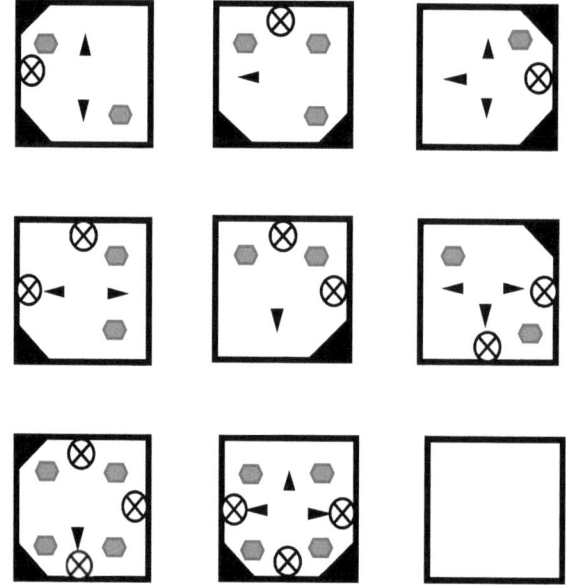

Kreuzen Sie hier bei dem passenden Symbol jeweils die geeignete Position für die letzte Zelle an:

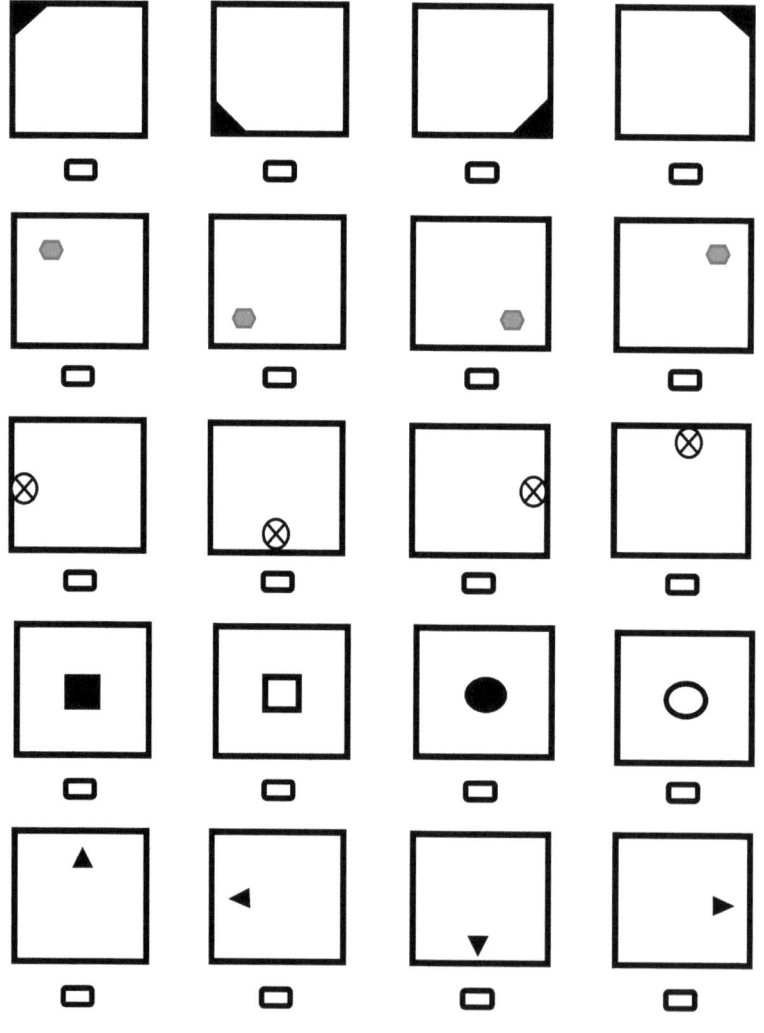

Aufgabe 7:

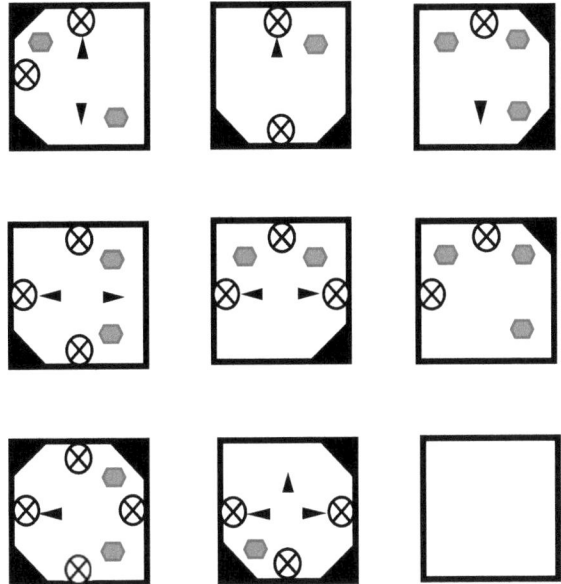

Kreuzen Sie hier bei dem passenden Symbol jeweils die geeignete Position für die letzte Zelle an:

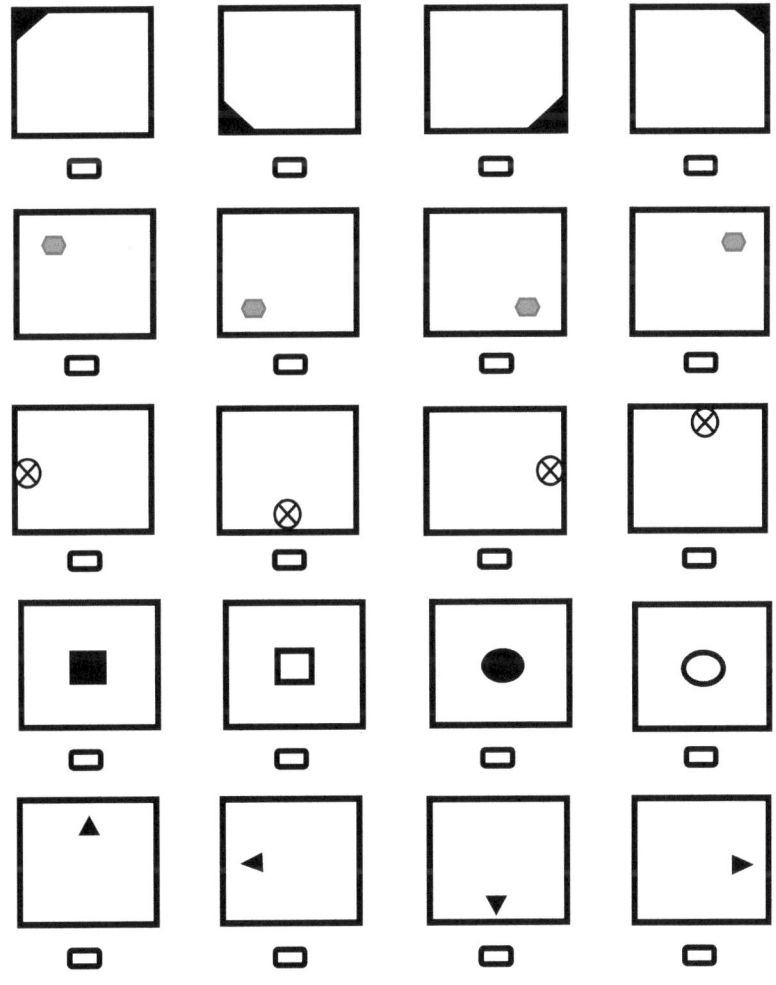

© www.powerlerner.de

Aufgabe 8:

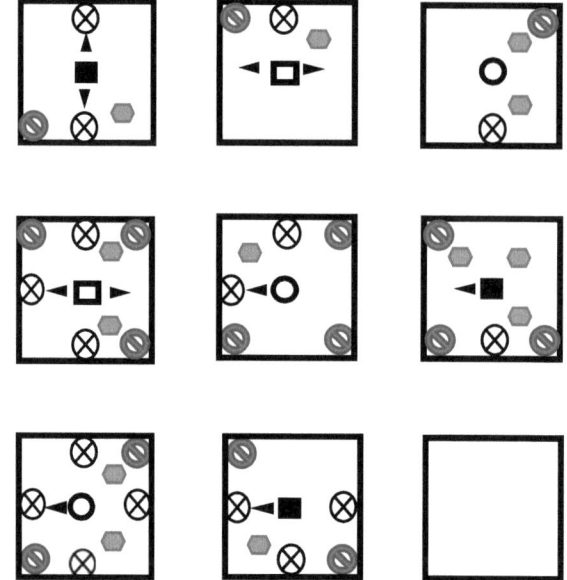

Kreuzen Sie hier bei dem passenden Symbol jeweils die geeignete Position für die letzte Zelle an:

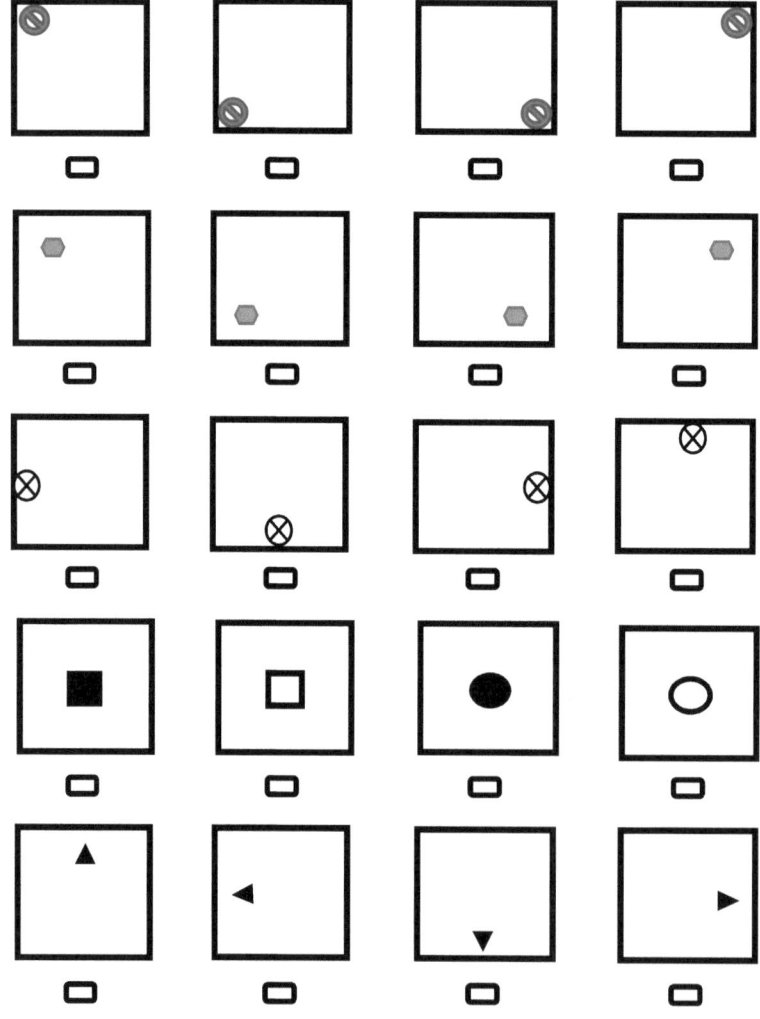

Lösungen zu den Testaufgaben

Lösungen zu Kapitel 2: Numerisch schlussfolgerndes Denken

Aufgabe 1:

c) 30 km/h (korrekt)

Aufgabe 2:

b) 10 min (korrekt)

Aufgabe 3:
a) 216 (korrekt)

Aufgabe 4:

b) 20 min. (korrekt)

Aufgabe 5:

a) 8.27 Uhr (korrekt)

Aufgabe 6:

d) 104 kg (korrekt)

Aufgabe 7:

c) 6000 (korrekt)

Aufgabe 8:

b) 3/13 (korrekt)

Aufgabe 9:

a) 774,20 (korrekt)

Aufgabe 10:

c) 1550 (korrekt)

Aufgabe 11:

b) 156 Stunden (korrekt)

Aufgabe 12:

d) 5/36 (korrekt)

Aufgabe 13:

b) 15 % (korrekt)

Aufgabe 14:

d) 3 (korrekt)

Aufgabe 15:

a) 3 Liter (korrekt)

Aufgabe 16:

d) 1/25 (korrekt)

Aufgabe 17:

b) 8 (korrekt)

Lösungen zu Kapitel 3: Psychologieverständnis deutsch

3.2.1 Test-Text: Umgang mit Widerständen

1) c

2) a

3) b

3.2.2 Test-Text: Entwicklungspsychologie und Adoleszenz

1) b

2) c

3) c

4) a

5) c

3.2.3 Test-Text: Lernende Organisation und Wissensmanagement

1) d

2) b

3) c

4) b

3.2.4 Test-Text: Sozialphobie

1) c

2) c

3) a

4) b

3.2.5 Test-Text: Personenzentrierte Gesprächstherapie

1) b

2) c

3) b

4) a

5) d

Lösungen zu Kapitel 4: Schlussfolgerndes Denken verbal

Aufgabe 1:

A) richtig

Aufgabe 2:

B) richtig

Aufgabe 3:

C) richtig

Aufgabe 4:

D) richtig

Aufgabe 5:

B) richtig.

Aufgabe 6:

B) richtig

Aufgabe 7:

D) richtig

Aufgabe 8:

A)   richtig

Aufgabe 9:

C) richtig

Aufgabe 10:

A) richtig

Aufgabe 11:

B) richtig

Aufgabe 12:

C) richtig

Aufgabe 13:

C) richtig

Aufgabe 14:

D) richtig

Aufgabe 15:

A) richtig

Aufgabe 16:

B) richtig

Aufgabe 17:

A) richtig

Aufgabe 18:

D) richtig

Aufgabe 19:

A) richtig

Aufgabe 20:

D) richtig

Lösungen zu Kapitel 5: Psychologieverständnis in Englisch

5.2.1 Test-Text: Principles of Psychology

1) c

2) c

5.2.2 Test-Text: Learning theories

1) b

2) b

3) b

4) c

5.2.3 Test-Text: Empirical psychology

1) d

2) c

3) b

4) a

Lösungen zu Kapitel 6: Mathematik

Aufgabe 1:

a ☑

Aufgabe 2:

b ☑

Aufgabe 3:

c ☑

Aufgabe 4:

a ☑

Aufgabe 5:

a ☑

Aufgabe 6:

b ☑

Aufgabe 7:

b ☑

Aufgabe 8:

c ☑

Aufgabe 9:

b ☑

Aufgabe 10:

d ☑

Aufgabe 11:

c ☑

Aufgabe 12:

a ☑

Aufgabe 13:

c ☑

Aufgabe 14:

b ☑

Aufgabe 15:

d ☑

Aufgabe 16:

a ☑

Aufgabe 17:

d ☑

Aufgabe 18:

a ☑

Aufgabe 19:

b ☑

Aufgabe 20:

c ☑

Aufgabe 21:

d ☑

Lösungen zu Kapitel 7: Figurale Logik

Lösung Aufgabe 1

Eck-Dreiecke: Einzelkomponentenaddition

kleine Dreiecke: Subtraktion

Mitte-Symbol: Vollständigkeit

Mittiges Rechteck am Rand: Drehung gegen Uhrzeigerzinn

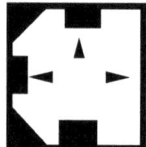

Anzukreuzen ist:

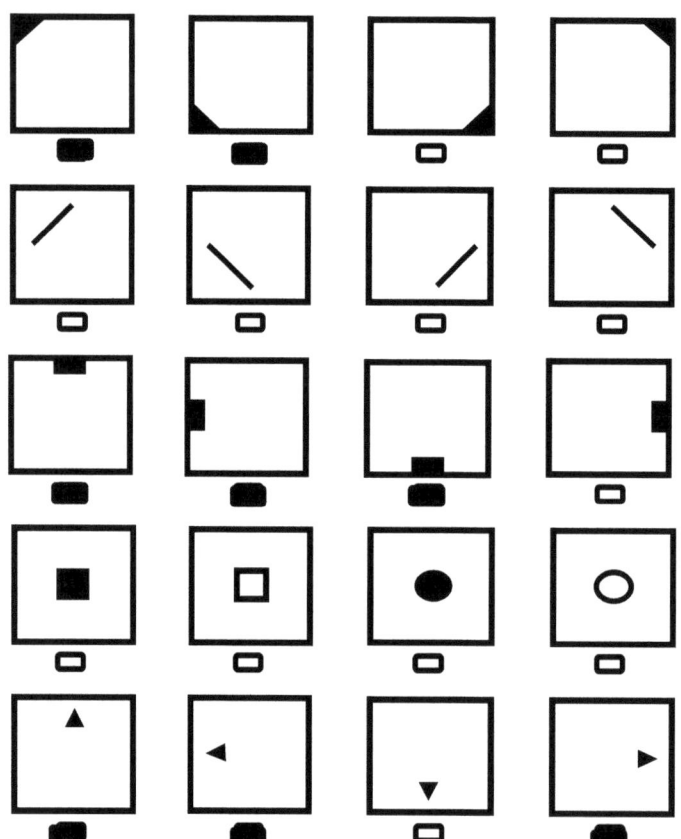

Lösung Aufgabe 2:

Eck-Dreiecke: Subtraktion

kleine Dreiecke: Subtraktion

Mittiges Rechteck am Rand: Drehung im Uhrzeigerzinn

Schrägstrich: Addition

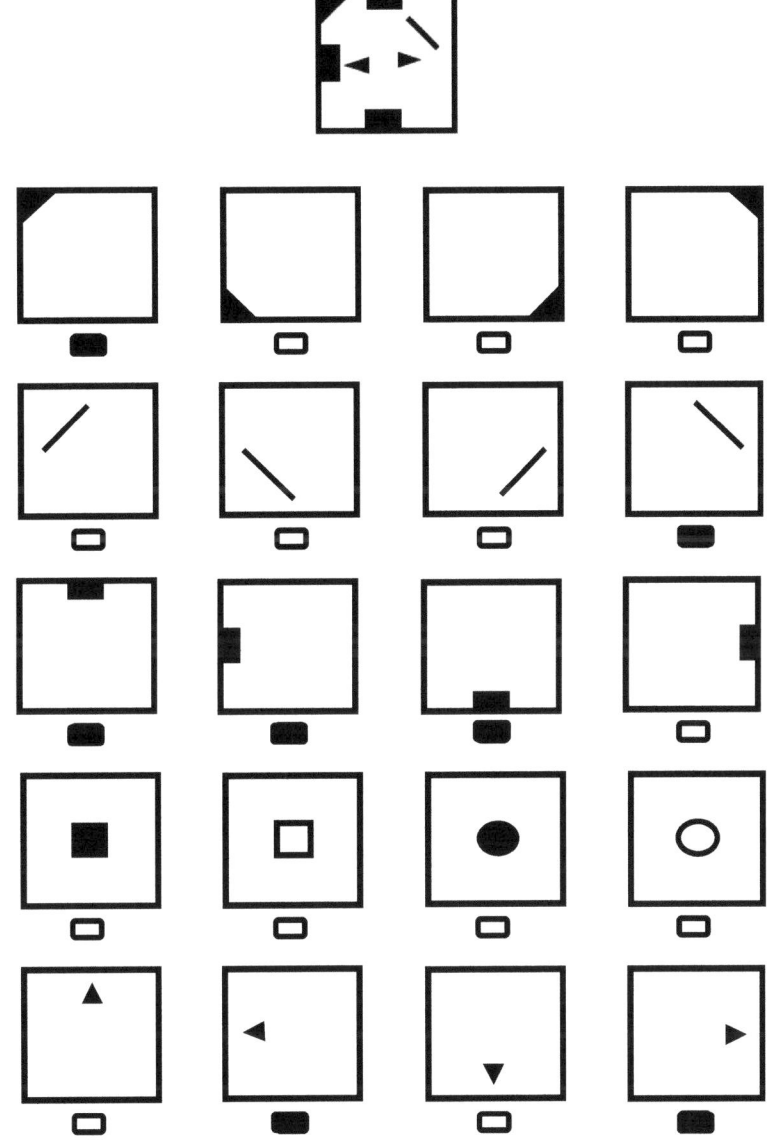

Lösung Aufgabe 3:

Eck-Dreiecke: Addition

kleine Sechsecke: Drehung gegen Uhrzeigerzinn

kleine Dreiecke: Schnittmenge

Mittiges Rechteck am Rand: Addition

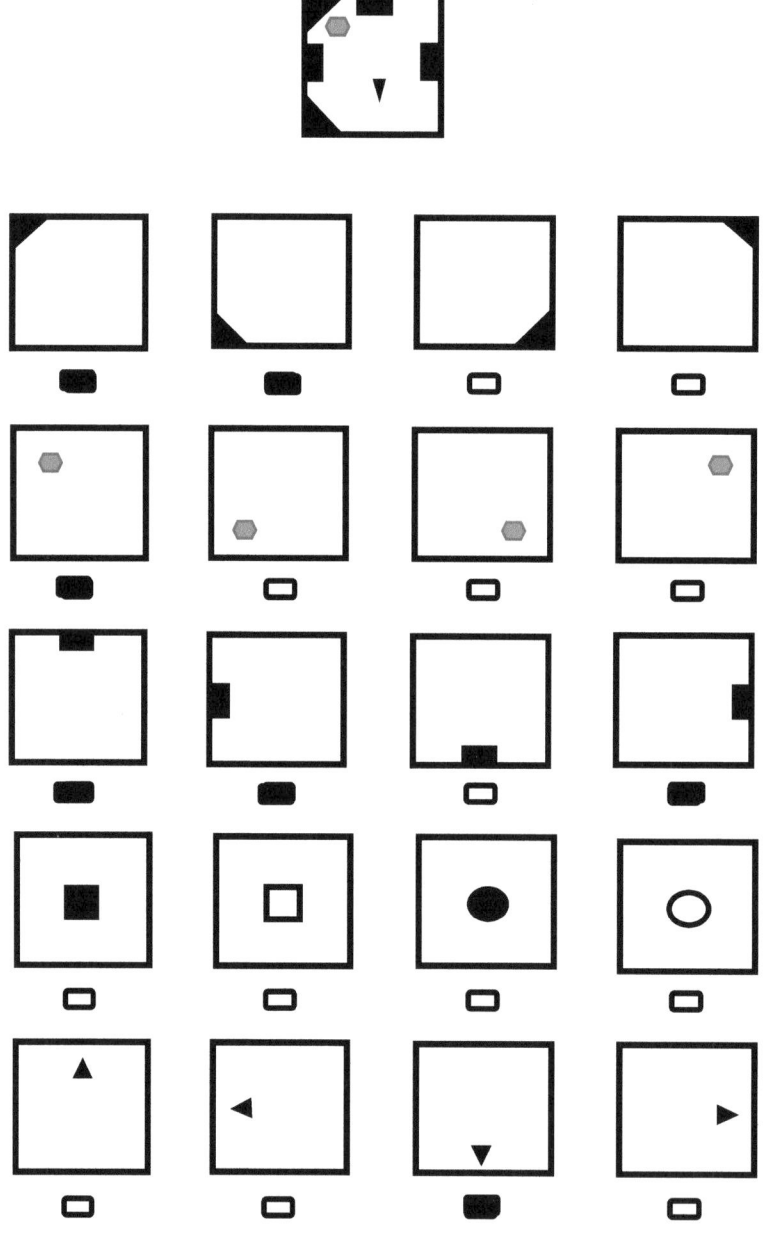

© www.powerlerner.de

Lösung Aufgabe 4:

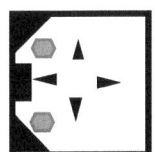

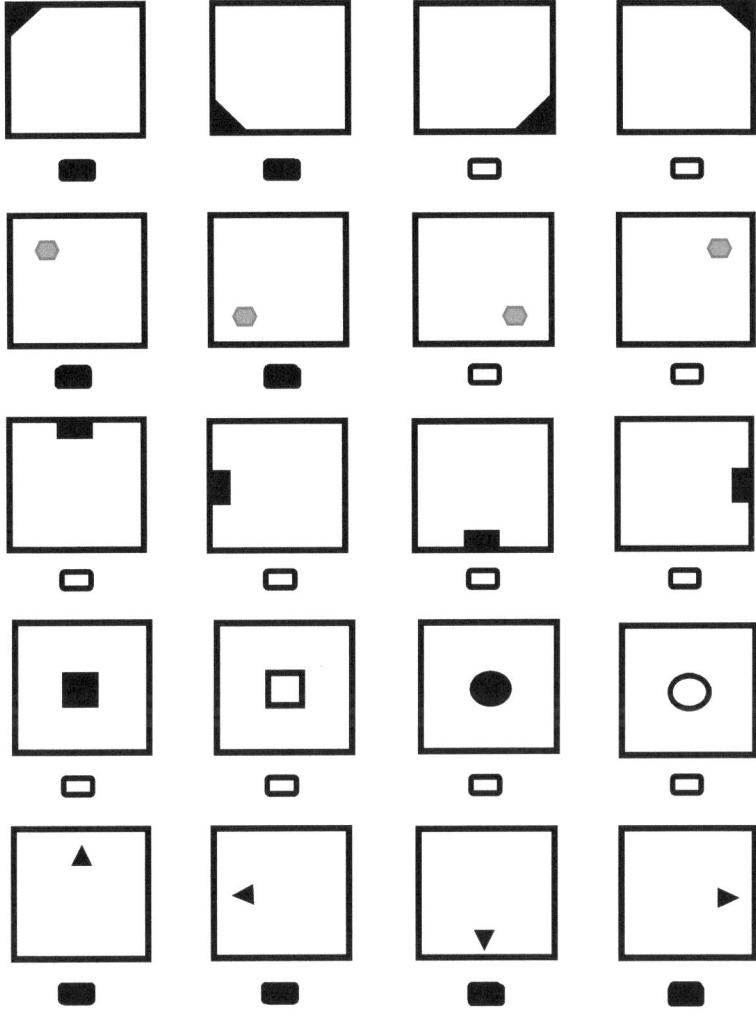

Lösung Aufgabe 5:

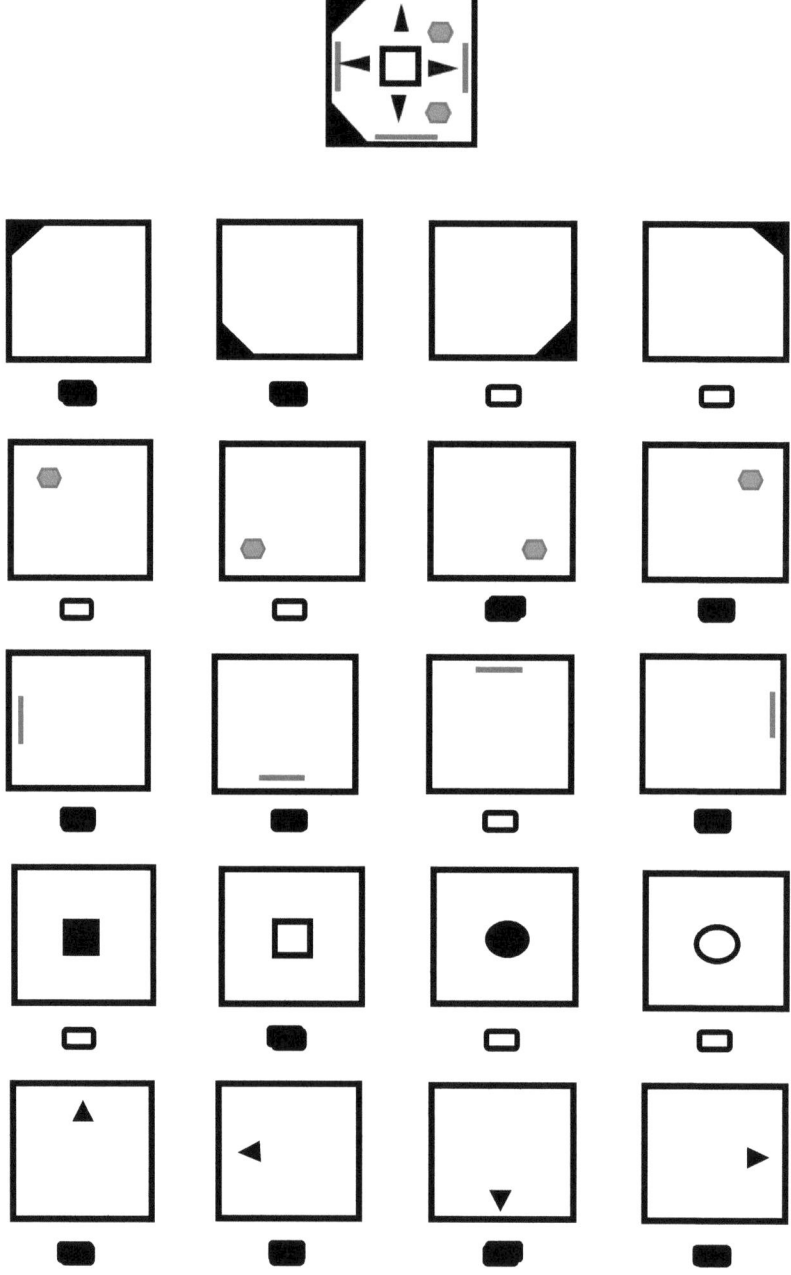

Lösung Aufgabe 6:

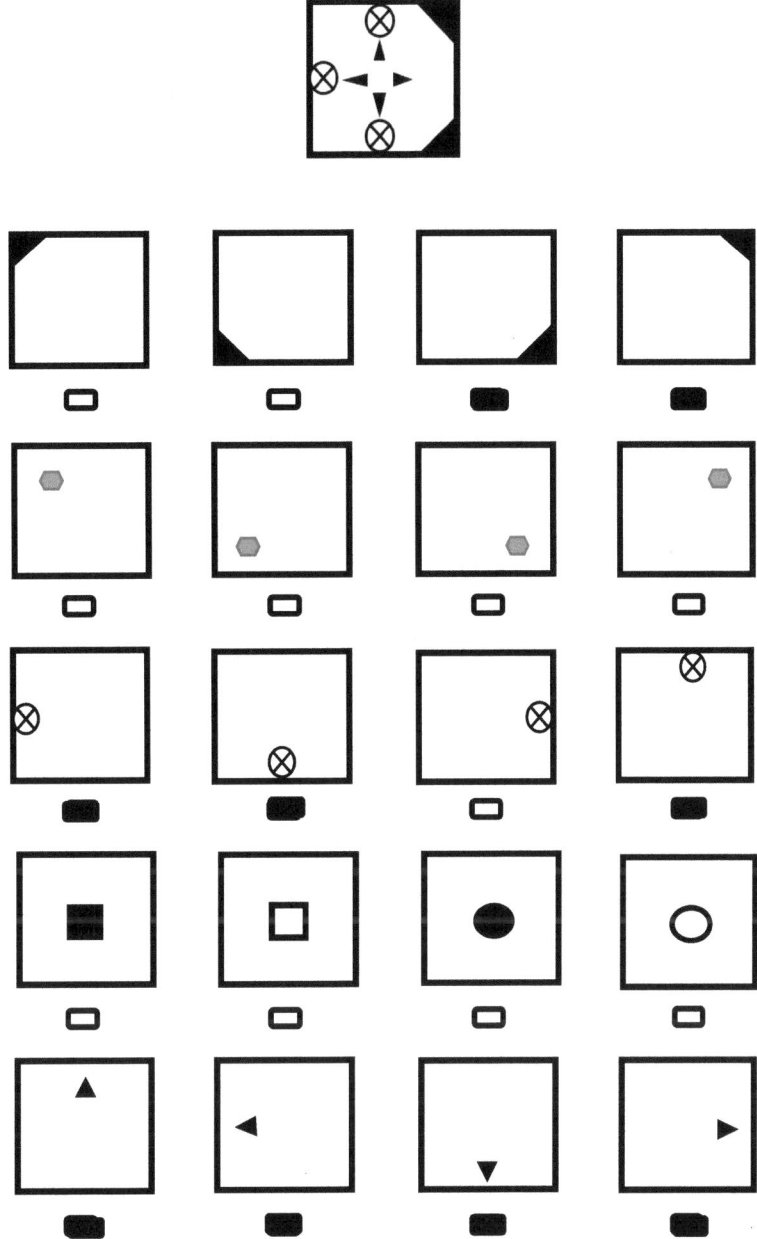

Lösung zu Aufgabe 7:

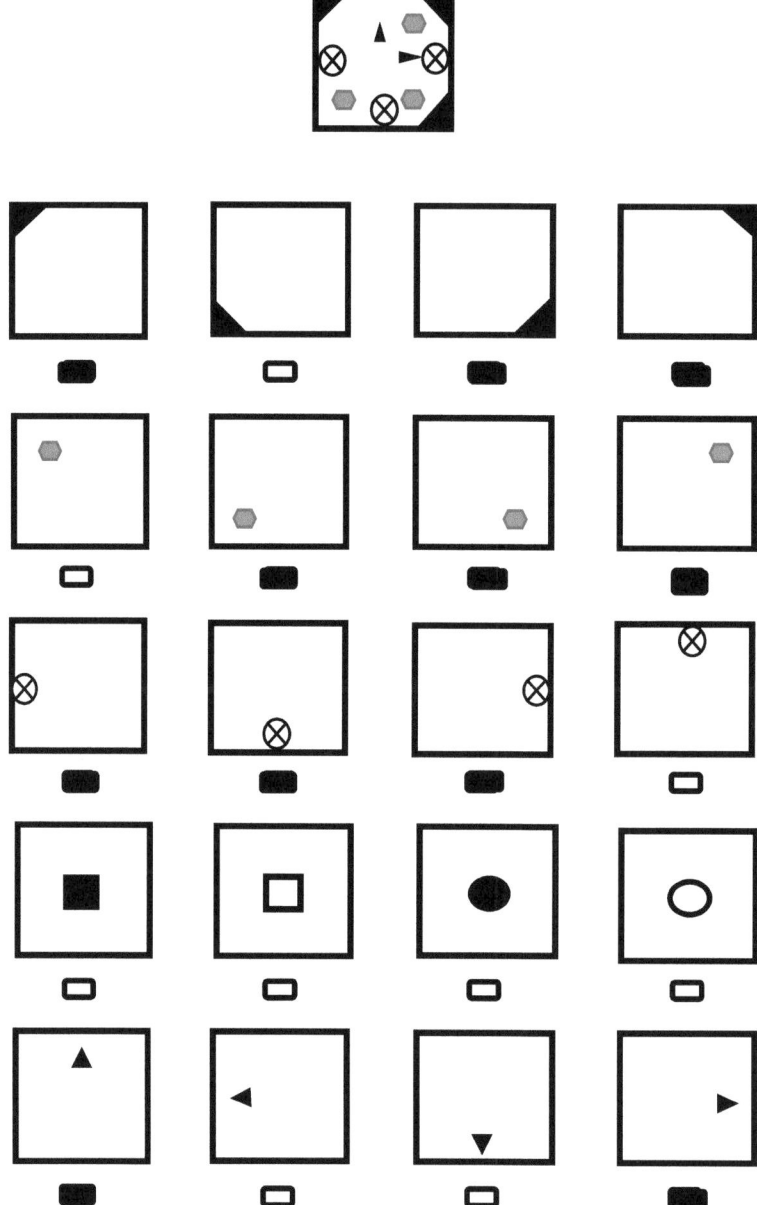

Lösung Aufgabe 8:

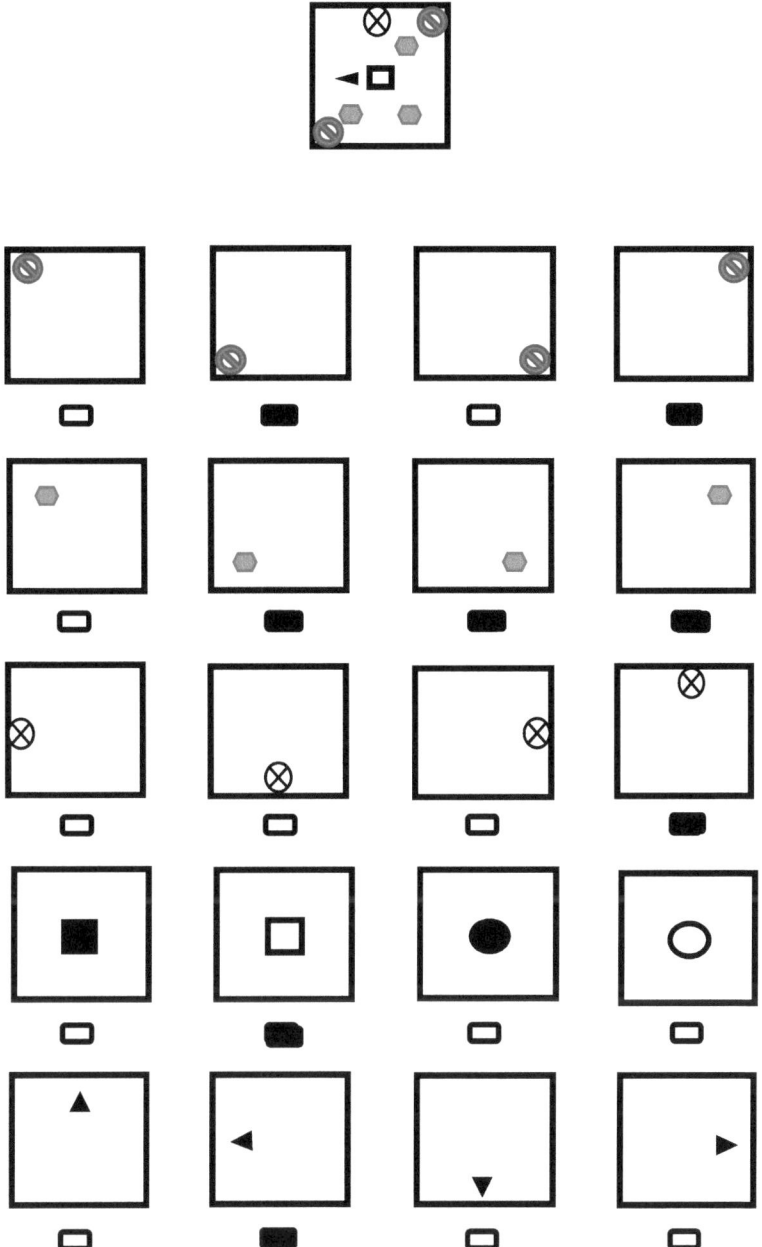

Notizen:

Notizen:

Notizen: